小科普·大健康系列丛书

探寒论热话健康

解读中医里的寒与热

主编 张学智

全国百佳图书出版单位
中国中医药出版社
·北 京·

图书在版编目（CIP）数据

探寒论热话健康：解读中医里的寒与热 / 张学智主
编 .—北京：中国中医药出版社，2023.12
（小科普·大健康系列丛书）
ISBN 978-7-5132-8518-6

Ⅰ . ①探… Ⅱ . ①张… Ⅲ . ①寒热—普及读物 Ⅳ .
① R241.3-49

中国国家版本馆 CIP 数据核字（2023）第 206546 号

中国中医药出版社出版

北京经济技术开发区科创十三街 31 号院二区 8 号楼
邮政编码　100176
传真　010-64405721
河北品睿印刷有限公司印刷
各地新华书店经销

开本 880×1230　1/32　印张 7.5　字数 188 千字
2023 年 12 月第 1 版　2023 年 12 月第 1 次印刷
书号　ISBN 978-7-5132-8518-6

定价　58.00 元
网址　www.cptcm.com

服务热线　010-64405510
购书热线　010-89535836
维权打假　010-64405753

微信服务号　zgzyycbs
微商城网址　https://kdt.im/LIdUGr
官 方 微 博　http://e.weibo.com/cptcm
天猫旗舰店网址　https://zgzyycbs.tmall.com

如有印装质量问题请与本社出版部联系（010-64405510）
版权专有　侵权必究

编委会

　　八纲辨证为中医辨证之总纲，寒热辨证是八纲辨证的精髓。寒热理论肇始于《黄帝内经》、垂范于《伤寒杂病论》、确立于宋元明清等多位医家著作，是中医学最早的理论渊源之一，其涉及中医病、症、证、治各个方面。寒热是人体阴阳偏盛的重要体现，是临床最常见的症状表现，是疾病性质的重要内容，是辨别外感内伤的主要矛盾，是中药药性的重要组成部分，是中医治疗的基本原则，是中医辨证论治的纲领之一，是中医治已病和治未病的核心内容。

　　本书从中、西医不同角度讲解寒热理论的内涵，包括寒热和各科常见疾病的关系，指导疾病的治疗方法；阐释中药、针灸、饮食、养生等与寒热的关系，以指导读者从调理寒热的角度，治病防病，养生益寿；根据中医的寒热核心理论和证候要素分析等研究成果，深入浅出地讨论寒热理论的科学内涵，为希望更进一步了解中医寒热的读者提供一定的引导和启发。

　　本书通过剖析疾病、治疗、养生等方面与寒热的关系，大道至简，以期解读中医寒热真谛，为养生防病治病提供帮助。

前言

寒热是人体阴阳偏盛的重要体现，是临床最常见的症状表现，是疾病性质的重要内容，是辨别外感内伤的主要矛盾，是中医辨证论治的纲领之一，是中药药性的重要组成部分，是中医治已病和治未病的核心内容。因而治病防病、养生益寿，皆可从调理寒热做起，以求最终达到寒热平衡。

《黄帝内经》（以下简称《内经》）说："上古之人，其知道者，法于阴阳，和于术数，食饮有节，起居有常，不妄作劳，故能形与神俱，而尽终其天年，度百岁乃去。"这其中防病养生，以求"尽终天年"的重点内容可概括为适寒温、避六淫、慎起居、调情志。

在体质方面，中医学认为，小儿阳常有余，阴常不足；人过半百，阳气自衰，故对个体而言是一个寒热转化的过程。而在转化过程中，寒从脚底起，热从头上生，老人及女性表现突出，容易出现上热下寒、寒热错杂等表现。针对这些表现，寒者热之、热者寒之是中医治疗的主要原则，而中药，尤其草药的主要属性——寒热温凉四气是治疗的具体体现，伤寒、温病学及寒凉学派是传统医学最重要的学术流派。

1. 寒热理论是中医原创思维的重要内容

寒热理论是中医学最早的理论渊源之一。《内经》以阴阳为纲，寒热统一于阴阳，用阴阳之间的哲学关系来阐释寒热理论；《伤寒论》分三阴三阳，辨寒热之上下、寒热之先后、寒热之转化、寒热之真假，创六经论治外感寒热之先河；宋金元时期，各大医家立足于内伤寒热；明清时期温病学说的发展进一步丰富了寒热理论。历代医家的不断探索，确立了寒热在中医理论体系中的标杆与向导地位。

2. 寒热辨证是谨守病机的核心

病机概念首见于《素问》"谨守病机，各司其属""审察病机，无失气宜"，其中寒热病机是《内经》著名理论之一。"病机十九条"中部分依据寒热将常见疾病病机分类整理，对比鲜明，易于鉴别。后世甘温除热、滋阴清热、体质寒热从化、临床问诊首推"问寒热"等皆源于此理论基础，可见寒热理论在中医学病机中占据核心地位。寒热理论促进了中医学病因病机的发展，而中医学的发展又不断完善了寒热理论。

3. 伤寒与温病流派是中医学术流派的代表

东汉末年战乱频起，灾疫连年，民众贫病交加，张仲景之宗族死于伤寒者"十居其七"，乃"勤求古训，博采众方"，著《伤寒杂病论》。伤寒流派以此为宗，详于论寒，略于论温，并形成了六经证治体系。明清时期，随着自然、社会环境及个人体质的变化，外感热病不再以寒为主，以叶天士、吴鞠通等医家为代表的温病学派逐渐形成，从温热之邪立论，主张卫气营血和三焦证治等。伤寒与温病两大流派其本质上是对疾病与寒热的不同认识。

4. 寒证热证具有现代科学内涵

近年来现代科学研究发现，寒热证与神经－内分泌－免疫系统功能及机体代谢有关。热证时交感－肾上腺髓质系统功能增强，去甲肾上腺素、多巴胺分泌增加；下丘脑－垂体－肾上腺皮质功能增强，尿 17- 羟皮质类固醇排出增加；机体能量代谢旺盛。寒证时交感 - 肾上腺髓质系统功能减弱，去甲肾上腺素、多巴胺分泌减少；下丘脑 - 垂体 - 肾上腺皮质功能减弱，尿 17- 羟皮质类固醇排出减少；机体能量代谢低下。根据中医的寒热核心理论和证候要素分析，依托西医学方法，通过建立临床信息数据库、图像学分析、生物样本研究和多组学研究等方法，为寒热理论赋予新的科学内涵。

5. 寒药热药具有客观作用靶点

古书《神农本草经》曾记载"药有酸咸甘苦辛五味，又有寒热温凉四气"，如今通过系统生物学、能量代谢组学和实验动物学等现代研究，我们逐步发现了寒热药中不同的内在结构及其作用靶点。2021 年诺贝尔生理学或医学奖温度感受器瞬时受体电位 (transient receptor potential，TRP) 离子通道的发现更是为人体感知寒热揭开了神秘的面纱。现代医学的深入研究不断挖掘了寒热和热药抗炎、抗肿瘤的内在机制，并从宏观层面揭示了肠道菌群和免疫微环境调控的作用靶点和机制，从物质层面带我们真正了解寒热药的本质。

6. 调理寒热是中医治病用药的关键

中医学从宏观角度，以"阴阳、表里、寒热、虚实"八纲为基础辨证论治。"寒者热之，热者寒之"是运用八纲辨证治疗的一个重要内容，辨明寒热有助于辨别疾病性质，指导临床用药。寒热失调、错杂会引起一系列的疾病。同一疾病，其寒热性质不同，临床表现亦有区别，相应的治疗原则自然也不一样，"热者寒之，寒者热之"，也就是"同病异治"的治疗策略。不同疾病在发展过程中若出现相同的寒热证候，治疗方法的选择上就会有诸多相似，不论是内外诸疾还是妇儿杂病，寒热理论都适用其中，这也就是"异病同治"。只有正确地分清寒热、调理寒热，明确用药与疗养之道，才可以百病不生，延年益寿。

7. 寒热平衡是中医健康养生长寿的基础

中医养生讲求平衡，疾病是由多种不平衡造成的，寒热平衡是其中的重要环节，普通人生活中遵循寒热、阴阳平衡的原则，即能起到养生保健的作用。饮食养生在诸多养生方法中居于首位，《内经》有这样一段话："五谷为养，五果为助，五畜为益，五菜为充，气味合而服之，以补益精气。"意思是说日常饮食应坚持五谷、五果、五畜、五菜合理搭配，并根据食物的"寒热温凉""酸苦甘辛咸"来食用，因时因地因人制宜地选择饮食，"冬吃萝卜夏吃姜"，茶分绿红，绿茶偏寒，红茶偏热；酒分红白，红白热度不同等均体现了这一理念。而现代科技的进步如暖气、空调，冷链仓储物流，温室反季蔬果等让现代人能够舒适应对不同气候的生活方式，从而达到维护生命健康、延年益寿的目的。

随着人类日益重视健康长寿，在浩如烟海的信息网络爆炸时代，如何删繁就简，梳理出适合自己的养生方法至关重要，本书通过剖析疾病、治疗等方面与寒热的关系，大道至简，以期解读中医寒热真谛，为养生防病治病提供帮助。

目录

中医认识篇

西医认识篇

临床篇

药物篇

针灸篇

饮食调摄

展望篇

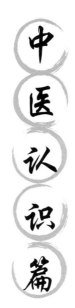

中医认识篇

1. 何为中医的寒？何为中医的热？

中医寒热的概念比较广泛。从病因角度看，寒热是外感六淫中的两种邪气。从病机角度看，寒热是内生"五邪"中的两种病理表现。从八纲辨证来说，寒热是辨别疾病性质的两个纲领。从临床运用来说，寒热是中医问诊中十问歌的首问问题和辨证论治的必要前提。

一般而言，寒，即怕冷的感觉；热，即发热。患者体温高于正常，或者体温正常，但全身或局部有热的感觉都称为发热。寒热的产生，主要取决于病邪的性质和机体的阴阳盛衰两个方面。因此，通过问患者寒热感觉可以辨别病变的寒热性质和阴阳盛衰等情况。

2. 寒热与阴阳的关系？

寒热与阴阳的不同："表里、寒热、虚实、阴阳"八纲是从各种具体"证"概念中抽象出来的，带有普遍共性规律的基本概念。张景岳的两纲六变更进一步明确了八纲之间的关系，"阴阳既明，则表与里对，虚与实对，寒与热对，明此六变，明此阴阳，则天下之病固不能出此八者"。是以阴阳二纲统六变。所以说阴阳包括寒热在内而且范围更大。阴阳更为抽象，寒热更为具体。

《素问·阴阳应象大论》说："水火者，阴阳之征兆也。"张景岳注："征，证也；兆，见也。阴阳不可见，水火即其证，而可见也。"中医理论的阴阳概念外延，应避免无限扩展，以张景岳的"阴阳不可见，水火则可见"的远见卓识为依据，而水火在某种程度上（就等同于寒热）即为寒热的征象。

3. 寒从何而来？热从何而来？

（1）寒　寒邪为病有内外之分。外寒指寒邪外袭，为六淫中之寒邪，其病又有伤寒、中寒之别。寒邪伤于肌表，郁遏卫阳，称为"伤寒";寒邪直中于里,伤及脏腑阳气,则为"中寒"。寒邪侵犯人体的部位,虽有表里内外、经络脏腑之异,但其临床表现均有明显寒象;内寒是机体阳气不足,寒从中生,主要是指心、脾、肾的阳气衰微。

寒从中生,又名内寒。内寒是机体阳气虚衰,温煦气化功能减退,虚寒内生,或阴邪弥漫的病理变化。内寒多因阳气亏虚,阴寒内盛,机体失于温煦而成,多责之于心、脾、肾。脾为后天之本,气血生化之源,脾阳能达于肌肉四肢;肾阳为人身阳气之限,能温煦全身脏腑组织。故脾肾阳气虚衰,温煦失职,最易表现出虚寒之象,而尤以肾阳虚衰为关键。

(2)热 热有内热、外热之分,且常火热并称。外火(热)多由感受温热之邪或风寒暑湿燥五气化火所致,临床上有比较明显的外感病演变过程。内火(热)则为脏腑阴阳气血失调或五志化火而致,其病变通过各脏腑的病理变化反映出来,无明显外感病史。内火(热)的病理包括以下四个方面。

① 阳气亢盛:在病理情况下,阳气过亢,机能亢奋,以致伤阴耗液,此种病理性的阳气过亢则称为"壮火",中医学又称为"气有余便是火"。

② 邪郁化火:包括两方面:一是外感六淫风、寒、燥、湿等病邪,在病变过程中,皆能郁滞从阳而化热化火,如寒郁化热、湿郁化火等。二是体内的病理性代谢产物,如痰浊、瘀血和食积、虫积等,均能郁而化火。邪郁化火的主要机理,实质上也是由于这些因素导致机体阳气郁滞,气郁则生热化火、实热内结。

③ 五志过极化火:又称"五志之火",多指由于精神情志的刺激,影响了机体阴阳、气血和脏腑的生理平衡,造成气机郁结。气郁日久则从阳而化热,发为"肝火"。

④ 阴虚火旺:属虚火,多因精亏血少,阴液大伤,阴虚阳亢,则虚热虚火内生。一般来说,阴虚内热多见全身性的虚热征象。而阴虚火旺临床所见的火热征象则往往较集中于机体的某一部位。如阴虚而引起的牙痛、咽痛、口干唇燥、骨蒸潮热、颧红等,均

为虚火上炎所致。

4. 寒热可否同时存在？

寒证与热证虽有本质的不同，但又相互联系，它们既可以在同一患者身上同时出现，表现为寒热错杂的证候，又可以在一定的条件下互相转化，出现寒证化热、热证化寒。在疾病发展过程中，特别是危重阶段，有时还会出现假寒或假热的现象。

在同一患者身上同时出现寒证和热证，呈现寒热交错的现象，称为寒热错杂。寒热错杂分为上下寒热错杂和表里寒热错杂。

（1）上下寒热错杂　患者身体上部与下部的寒热性质不同，称为上下寒热错杂。包括上寒下热和上热下寒两种情况。上下是一个相对的概念。如以膈为界，则胸为上，腹为下。而腹部本身上腹胃脘又为上，下腹膀胱、大小肠等又属下。

上寒下热：是指患者在同一时间内，上部表现为寒、下部表现为热的证候。例如，胃脘冷痛，呕吐清涎，同时又兼见尿频、尿痛、小便短赤，此为寒在胃而热在膀胱之证候。此即中焦有寒，下焦有热，就其相对位置而言，中焦在下焦之上，所以属上寒下热的证型。

上热下寒：是指患者在同一时间内，上部表现为热、下部表现为寒的证候。例如患者胸中有热，肠中有寒，既见胸中烦热、咽痛口干的上热证，又见腹痛喜暖、大便稀溏的下寒证。

（2）表里寒热错杂　患者表里同病而寒热性质不同，称为表里寒热错杂，包括表寒里热和表热里寒两种情况。

表寒里热：是表里同病、寒在表热在里的一种证候。常见于本有内热，又外感风寒，或外邪传里化热而表寒未解的病证。例如恶寒发热，无汗，头痛身痛，气喘，烦躁，口渴，脉浮紧即是寒在表而热在里的证候。

里寒表热：是表里同病、表有热里有寒的一种证候。常见于素有里寒而复感风热；或表热证未解，误用泄下以致脾胃阳气损伤的病证。如平素脾胃虚寒，又感风热，临床上既能见到发热、头痛、咳嗽、咽喉肿痛的表热证，又可见到大便溏泄、小便清长、四肢不温的里寒证。

寒热错杂的辨证，除了要辨别上下表里的部位之外，关键在于分清寒热的多少。寒多热少者，应以治寒为主，兼顾热证；热多寒少者，应以治热为主，兼顾寒证。

5. 如何鉴别寒热的真假？

一般来说，寒证多表现为寒象，热证多表现为热象。但当寒证或热证发展到极点时，有时会出现与疾病本质相反的一些假象，如"寒极似热""热极似寒"，即所谓真寒假热，真热假寒。这些假象常见于病情危笃的严重关头，如不细察，往往容易贻误生命。

（1）真寒假热　是指内有真寒、外见假热的证候。其产生机理是由于阴寒内盛格阳于外，阴阳寒热格拒而成，故又称"阴盛格阳"。阴盛于内，格阳于外，形成虚阳浮越阴极似阳的现象，其表现出身热，面色浮红，口渴，脉大等似属热证，但患者身虽热却欲盖衣被，渴欲热饮而饮不多，面红时隐时现，浮嫩如妆，不像实热之满面通红，脉大却按之无力；同时还可见到四肢厥冷，下利清谷，小便清长，舌淡苔白等表现。所以，热象是假，阳虚寒盛才是疾病的本质。

（2）真热假寒　是指内有真热而外见假寒的证候。其产生机理是由于阳热内盛，阳气闭郁于内，不能布达于四末，或者阳盛于内，拒阴于外，故也称为"阳盛格阴"。根据其阳热闭郁而致手足厥冷的特点，习惯上又把它叫"阳厥"或"热厥"。内热愈盛则肢冷愈严重，即所谓"热深厥亦深"。表现如手足冷、脉沉等，似属寒证，但四肢冷而身热不恶寒反恶热，脉沉数而有力，更见烦渴喜冷饮，咽干，口臭，谵语，小便短赤，大便燥结或热痢下重，舌质红，苔黄而干等症。这种情况的手足厥冷、脉沉就是假寒的征象，而内热才是疾病的本质。

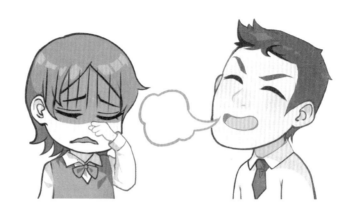

辨别寒热真假的要领，除了了解疾病的全过程外，还应从以下两个方面注意体察。

① 假象的出现，多在四肢、皮肤和面色方面，而脏腑气血、津液等方面的内在表现则常常如实反映着疾病的本质，故辨证时应以里证、舌象、脉象等方面为主要依据。

② 假象毕竟和真象不同，如假热之面赤，是面色白而仅在颧颊上见浅红娇嫩之色，时隐时现，而真热的面红却是满面通红。假寒常表现为四肢厥冷，而胸腹部却是大热，按之灼手，或周身寒冷而不欲近衣被，而真寒则是身蜷卧，欲得衣被。

6. 寒热能否转化？寒热如何转化？

寒热之间可以相互转化，具体表现为以下两方面。

（1）寒证转化为热证　患者先有寒证，后来出现热证，热证出现后，寒证便渐渐消失，此即为寒证转化为热证。多因机体阳气偏盛，寒邪从阳化热所致，也可见于治疗不当，过服温燥药物的患者。例如感受寒邪，开始为表寒证，见恶寒发热，身病无汗，苔白，脉浮紧。病情进一步发展，寒邪入里化热，恶寒症状消退，而壮热、心烦口渴、苔黄、脉数等表现相继出现，这就表示其证候由表寒而转化为里热。

（2）热证转化为寒证　患者先有热证，后来出现寒证，寒证出现后，热证便渐渐消失，此即为热证转化为寒证。多由邪盛或正虚，正不胜邪，机能衰败所致；也见于误治、失治，损伤阳气的患者。这种转化可缓可急。如热痢日久，阳气日耗，转化为虚寒痢，这是缓慢转化的过程。如高热患者，由于大汗不止，阳从汗泄，或吐泻过度，阳随津脱，出现体温骤降、四肢厥冷、面色苍白、脉微欲绝的虚寒证（亡阳），这是急骤转化的过程。

寒热证的转化反映邪正盛衰的情况。寒证转化为热证，是人体正气尚盛，寒邪郁而化热；热证转化为寒证，多属邪盛正虚，正不胜邪。

7. 寒的信号有哪些？热的信号有哪些？

（1）"寒"的信号通过寒证表现　寒证是疾病的本质属于寒性的证候。可以由感受寒邪而致，也可以由机体自身阳虚阴盛而致。

由于寒证的病因与病位不同，又可分别出几种不同的证型。如感受寒邪，有侵犯肌表，有直中内脏，故有表寒、里寒之别。内寒的成因有寒邪入侵者，有自身阳虚者，故又有实寒、虚寒之分。这里先就寒证的共性进行分析。

【临床表现】各类寒证的临床表现不尽一致，但常见的有恶寒喜暖，面色㿠白，肢冷蜷卧，口淡不渴，痰涎、涕清稀，小便清长，大便稀溏，舌淡苔白润滑，脉迟或紧等。

【证候分析】阳气不足或为外寒所伤，不能发挥其温煦形体的作用，故见形寒肢冷，蜷卧，面色㿠白。阴寒内盛，津液不伤，所以口淡不渴。阳虚不能温化水液，以致痰、涎、涕、尿等排出物皆为澄澈清冷。寒邪伤脾，或脾阳久虚，则运化失司而见大便稀溏。阳虚不化，寒湿内生，则舌淡苔白而润滑。阳气虚弱，鼓动血脉运行之力不足，故脉迟；寒主收引，受寒则脉道收缩而拘急，故见紧脉。

（2）"热"的信号通过热证表现　热证是疾病的本质属于热性的证候。可以由感受热邪而致，也可以由机体自身阴虚阳亢而致。

根据热证的病因与病位的不同，亦可区分出几种不同的证型。如外感热邪或热邪入里，便有表热、里热之别。里热，由实热之邪入侵或自身虚弱造成，则有实热和虚热之分。这里仅就热证的共性进行分析。

【临床表现】各类热证的证候表现也不尽一致，但常见的有恶热喜冷，口渴喜冷饮，面红目赤，烦躁不宁，痰、涕黄稠，吐血衄血，小便短赤，大便干结，舌红苔黄而干燥，脉数等。

【证候分析】阳热偏盛，则恶热喜冷。火热伤阴，津液被耗，故小便短赤，津伤则需引水自救，所以口渴喜冷饮。火性上炎，则见面红目赤。热扰心神，则烦躁不宁。津液被阳热煎灼，则痰涕等分泌物黄稠。火热之邪灼伤血络，迫血妄行，则吐血衄血。肠热津亏，传导失司，势必大便秘结。舌红苔黄为热证，舌干少津为伤阴，阳热亢盛，血行加速故见数脉。

8. 如何从舌象辨别寒热？

一般来说，平和体质的人，舌象应该是淡红舌、薄白苔，舌象的变化可反映人体的寒热变化。从舌质辨寒热，舌质发红，主病为热；舌质白，通常主寒。一般来说，偏白的舌质，反映这个人的身体趋向寒的方向；如果舌质偏红，则反映身体趋向于热。通过观察舌质的颜色，就能基本了解自己身体的寒热。也可根据舌苔辨寒热，黄苔一般为热，白苔一般为寒。白滑苔偏于寒饮，黄腻苔偏于湿热。

9. 表热与里热有何不同？

（1）表热证是热邪侵袭肌表所致的一种病证

【临床表现】发热，微恶风寒，头痛，口干，微渴，或有汗，舌边尖红赤，脉浮数。

【证候分析】热邪犯表，卫气被郁，故发热恶寒。热为阳邪，故发热重而恶寒轻且伴口干微渴。热性升散，腠理疏松则汗出，热邪上扰则头痛。舌边尖红赤、脉浮数均为温热在表之征。

表热证也是表证之一，特点是发热重恶寒轻，常常有汗，脉浮而数。

（2）里热证是热邪内侵脏腑或阴液亏损致虚热内生的病证

【临床表现】面红身热，口渴，喜饮冷水，烦躁多言，小便短赤，大便干结，舌质红，苔黄，脉数。

【证候分析】里热亢盛，蒸腾于外，故见面红身热，热伤津液，故口渴冷饮。热属阳，阳主动，故躁动不安而多言。热伤津液，故小便黄赤。肠热液亏，传导失司，故大便干结。舌红、苔黄、脉数均为里热之征。

10. 表寒与里寒有何不同？

（1）表寒证是寒邪侵袭肌表所致的一种病证

【临床表现】恶寒重，发热轻，头身疼痛，无汗，苔薄白润，脉浮紧。

【证候分析】寒邪袭表，卫阳受伤，不能温煦肌表而恶寒，正与邪争，阳气被遏则发热，寒为阴邪，故恶寒重而发热轻。寒邪凝滞经脉，经气不利则头身疼痛。寒邪收敛，腠理闭塞故无汗，脉浮紧是寒邪束表之象。

（2）里寒证是寒邪内侵脏腑或阳气虚衰的病证

【临床表现】形寒肢冷，面色㿠白，口淡不渴，或渴喜热饮，静而少言，小便清长，大便稀溏，舌质淡，苔白润，脉沉迟。

【证候分析】寒邪内侵脏腑损伤阳气，或脏腑功能减退，阳气虚衰，不能温煦形体，故形寒肢冷，面色㿠白。阴寒内盛，津液不伤，故口淡不渴喜热饮。寒属阴主静，故静而少言。尿清便溏、舌淡苔白润、脉沉迟均为里寒之征。

11. 寒热与中医体质有何关系？

人的体质有寒热虚实之分，先认识自己的体质，再配合相应性质的食物，便能达到保养身体之效。

"寒性体质"的人，产热能量低，所以手足较冰冷，脸色比一般人苍白，容易出汗，大便稀，小便清白，肤色淡，口淡无味，喜欢喝热饮，很少口渴，即使炎炎夏日，进入冷气房也会觉得不适，需要喝杯热茶或加件外套才会舒服。这类体质的人饮食上宜选择偏温热者。体质属冷性，较怕冷，偏向贫血症，若食用寒凉性食物，则将使其冷证更为严重，由于四肢之冰冷感增加，末梢血液循环不良，造成即使在天暑之际，仍有手足麻痹之感觉，一到冬天则受寒冷环境之影响疼痛更剧。

"热性体质"的人，产热能量增加，身体常有热感，脸色红赤，容易口渴舌燥，喜欢喝冷饮，小便色黄赤而量少，进入冷气房就倍感舒适。这类体质的人不太适宜服用温热性质的饮食，反而应当吃一些寒凉滋润的食物，方能减少全身性的热感，维持身体之平衡。

12. 平人是什么人，他们没有寒热吗？

平人指阴阳平衡，气血调和的人。人体内环境变化是一个此消彼长的动态过程，平人寒热波动处于相对稳定状态，外在不表现出明显的寒热偏向。

人作为复杂生物，时刻受外界环境影响，夏季易上火，冬季易受寒，都属于正常的生理反应。机体在面对突发刺激时也会产生相应的应激反应，如进食大量油炸、辛辣食物后，出现口腔溃疡、满脸爆痘、口臭便秘等热性表现。

《素问·生气通天论》描述"阴平阳秘，精神乃治"，说明阴阳调和（即阴阳平衡）能维持正常的生理状态，机体就会处于健康状态。总的来说，平人不是没有寒热，而是寒热处于动态平衡。

13. 伤寒与温病

伤寒与温病是中医外感疾病中的两大流派，伤寒派认为伤寒是一切外感疾病的总称，温病包含其中；温病派则认为温病是指外感热证，伤寒则指外感寒证，二者并无关系。那么，伤寒与温病的关系到底是怎样的呢？

伤寒有广义伤寒和狭义伤寒之分。广义伤寒是一切外感疾病的总称，《素问·热论》中"今夫热病者，皆伤寒之类也"的伤寒即为广义伤寒；张仲景所著的《伤寒论》中的伤寒讨论的也是广义伤寒。狭义伤寒是外感风寒之邪、感而即发的疾病。《难经·五十八难》云："伤寒有五，有中风，有伤寒，有湿温，有热病，有温病，其所苦各不同。"前者伤寒为广义伤寒，湿温、热病和温病包含其中；后者伤寒为狭义伤寒，与湿温、热病、温病是并列关系。

温病是指感受温邪引起的热象偏盛、易于化燥伤阴的急性外感热病，具有发病急、传变快、流行性、季节性等特点，临床表现除发热外，还同时伴有心烦、口渴、尿黄、舌红、脉数等热象，常见变证有斑疹、便血、痉厥、神昏等。温病可分为温热和湿热两大类，温热类温病指感受温热病毒，不兼湿邪者，包含风温、春温、秋燥和冬温，一般起病急、传变快、病程较短；兼湿邪者，成为湿热类温病，包括湿温、暑温等，一般起病较缓、传变慢、病程较长。温病多按卫气营血和三焦的顺序传变，可根据卫气营血辨证和三焦辨证进行治疗。

伤寒与温病之间既有不同之处，也存在相同之处，两者均以脏腑、经络为理论基础，均源于《内经》和《难经》，属于同源异流；伤寒是温病的发展基础，伤寒的六经辨证重在表里传变，也分上下，温病的三焦辨证重在上下传变，也分表里。两者在临床表现上也有很多相似之处，疾病初期都以表证为主，伤寒为表寒证，温病为表热证；疾病中期，两者均表现为热盛证，但温病中的湿温有所区别；疾病的极期，伤寒以寒邪伤阳为主，温病以热盛灼营、动血动风为主；到疾病的末期，两者均有余热未尽之证，兼正气不足，伤寒多见阳气不足或阳虚水泛之证，温病则多见阴虚或阴虚风动之证。在治疗原则上，两者均以祛邪扶正为总则，伤寒重扶正，温病重祛邪。

14. 病毒是否分寒热？

病毒是现代医学的概念，根据其结构特点可细分为上百万种。中医将其统称为"毒""邪气"。根据病毒感染人体后的临床表现与天时环境，可以人为划分某些病毒的寒热属性。例如汉坦病毒导致的肾综合征出血热（hemorrhagic fever with renal syndrome，HFRS）病理过程以热为主，甚至易出现三焦俱热、阴液损耗的表现，因此可以将其划分为"温疫"，相应的致病病毒汉坦病毒属热。甲型 H1N1 病毒感染后患者多表现为发热、恶寒、咳嗽、口渴喜饮、咽干、咽部鲜红如杨梅状、目赤舌红等热象，因而将该病毒划归"热毒"范畴。再例如 2002 年由感染严重急性呼吸综合征 SARS 病毒引起的传染性非典型肺炎，一般认为其属于"热毒""温疫"，但也有少数学者从五运六气的角度，根据发生的年岁和节气，认为 SARS 病毒属寒湿。此外，关于新型冠状病毒（coronavirus disease 2019，COVID-19）的寒热属性也存在一定争议，将在呼吸篇章讲述。

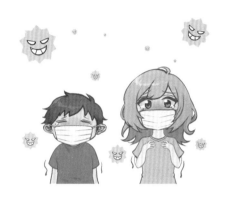

15. 寒热就是温度的高低吗？

寒热当然不仅仅是指温度的高低，温度高低只是寒热的一种形式。《黄帝内经》对寒热理论的认识，基于其本义而又有拓展。

从"症"的层面讲，寒是指患者体温下降，或局部发凉，或体温正常但自觉怕冷的症状；热是指患者体温升高，或体温正常但自觉全身或局部发热。除客观的体温高低外，患者主观感受的寒热也很重要。

从"证"的层面讲，寒证（热证）是对一组具有寒象（热象）特点的症状和体征的概括。寒证表现有恶寒喜暖，面色㿠白，肢冷蜷卧，口淡不渴，痰涎、涕清稀，小便清长，大便稀溏，舌淡苔白润滑，脉迟或紧等；热证表现有恶热喜冷，口渴喜冷饮，面红目赤，烦躁不宁，痰、涕黄稠，吐血衄血，小便短赤，大便干结，舌红苔黄而干燥，脉数等。

16. 独树一帜的火神派

中医也有流派之分，不知大家是否听说过火神派呢？火神派是由清末四川名医郑钦安创立的一个重要医学流派，注重阳气，强调扶阳，善用附子、干姜治疗大证、重症，惊世骇俗，在全国独树一帜，并不断发扬光大。

火神派主要治哪些病呢？

对许多慢性病如前列腺炎、糖尿病、高血压、肿瘤、血症等，通常按照湿热、热证、阴虚来辨证，阳虚阴盛（即寒证）时，用扶阳法治疗均取得可靠疗效。此外，火神派对阴证的认识也十分精到，尤其对阴寒偏盛导致虚阳上浮、外越所引起的假热证，郑氏又称为"阴火"证，这也是火神派思想最精华的部分。火神派对常见的慢性咽炎、口腔溃疡、牙龈肿痛、舌疮、口臭、头痛、面赤、目赤、内伤发热等所谓"上火"——"假热证"的辨认可靠而准确，疗效可信而持久。

火神派的理论特点：

（1）学术上以《内经》为宗，"洞明阴阳之理""功夫全在阴阳上打算""病情变化非一端能尽，万变万化，不越阴阳两法"（郑钦安语）。

（2）临床上则用"仲景之法"，用药多为附子、干姜、肉桂等，附子常用至100g以上甚至300g，尊附子为"百药之长"（祝味菊语），用方则多为四逆汤、白通汤、麻黄附子细辛汤等，这是火神派最鲜明的特点。

（3）用药上虽有执滞之嫌（其他医派如寒凉派、温补派亦有此特点），但该派持论还是公允的，并不专用姜附，其他药当用者则用，并不偏颇，"予非专用姜附者也，只因病当服此"（郑钦安语）。

（4）对附子的应用有一整套较为成熟的经验，包括其配伍和煎煮方法，如祝味菊用附子多配伍磁石、枣仁等；吴佩衡大剂量投用附子时，必令久煮 3 小时以上，以口尝不麻舌口为度。

17. 治未病——冬病夏治与夏病冬治

每逢夏日三伏天和冬日三九天时，大家是否注意到各大医院都会大力宣传三伏贴和三九贴？尤其是三伏贴，最近几年越来越受大众欢迎。三伏贴和三九贴到底是什么？又能治什么病呢？

三伏贴和三九贴分别是"冬病夏治"和"夏病冬治"的一种治疗方法。"冬病夏治"和"夏病冬治"理论源于《黄帝内经》，它是依据"春夏养阳，秋冬养阴"观点，也就是根据四季的阴阳寒热变化发展而来的中医治病指导思想，是中医"天人合一"和"治未病"观点的具体应用。

（1）"冬病夏治"与三伏贴 冬病夏治是按照自然界变化对人体的影响，推算出气血运行在每个节气的变化，并依此制定出的传统治疗方法。冬病是指某些好发于冬季或在冬季易加重的虚寒性疾病，由于机体素来阳气不足，又值冬季外界气候阴盛阳衰，以致正气不能祛邪于外，造成一些慢性疾病如慢性咳嗽、哮证、喘证、体虚易感、慢性肠胃炎等反复发作或加重。夏治是根据"春夏养阳"的原则，在夏季三伏时令，自然界和机体阳气最旺之时，通过温补阳气、散寒驱邪、活血通络等治疗措施，一方面能增强机体抵抗病邪能力，另一方面又有助于祛除阴寒之病邪，从而达到治疗或预防上述冬季易发生或加重的疾病的目的。

在"冬病夏治"疗法中，最常见的是贴"三伏贴"，此疗法是在三伏天用辛温祛寒药物在某些特定穴位进行贴敷并持续刺激，引起穴位局部皮肤充血，甚至起疱，通过经络的调节作用，以温阳利气，驱散内伏寒邪，调节脏腑功能，既可改善临床症状，又可提高机体免疫力。因药物不经胃肠道代谢，故能保护脏腑，且使用方便、副作用小。现代研究发现，药物贴敷可使局部血管扩张，促进血液循环，改善周围组织营养。药物透过表皮细胞间隙并经皮肤本身的吸收作用，进入人体血液循环而发挥明显的药理效应。另外，通过神经反射激发机体的调节作用，使其产生抗体，提高免疫功能，增强体质；还可能通过神经–体液的作用而调节神经、内分泌、免疫系统的功能。以呼吸系统为例，常见敷贴穴位有天突、膻中、大椎、肺俞、膈俞等，常用药物有白芥子、延胡索、细辛、甘遂等。

（2）"夏病冬治"与三九贴　夏季病多兼有暑热或暑湿，治疗时只能清暑湿化暑热来治标，夏季患者不宜服用补益药物，而治本则要求扶正气以祛邪，因此夏日阴虚阳亢之疾病，宜在冬日加紧养阴，这样到了夏季，才能阴阳调和，使阴虚阳亢病症得以减轻，甚至消失。"夏季"阴虚阳亢导致的冬季疾病主要有经常性感冒、慢性咳嗽、慢性咽炎、过敏性鼻炎、支气管哮喘等。代表治疗方式为"三九贴"。三九天是一年中最为寒冷的时期，此时人体阳气内藏，气血不畅，皮肤干燥，毛孔闭塞，易患诸多疾病。在三九天运用三九贴穴位贴敷，刺激经络，可起到温阳益气、益肺健脾、补肾散寒、活络止痛的目的，从而提高机体免疫力，预防和治疗多种慢性疾病。三九贴还可以通过调补阴阳、祛寒扶正加强巩固三伏贴的疗效，两者相互配合，可以显著提高人体免疫力。

当然，三伏贴和三九贴不能包治百病，也不是适用于每个人。禁用人群：对敷贴药物或敷料成分过敏者；过敏体质、瘢痕体质者；敷贴部位皮肤有创伤、溃疡、感染者；发热患者等。慎用人群：2岁以下婴幼儿；孕妇；艾滋病、结核病或其他传染病者；糖尿病、血液病、恶性高血压、严重心脑血管疾病患者；严重肝肾功能衰竭、恶性肿瘤的患者；疾病的急性发作期或加重期的患者。

18. 病机十九条的寒热

前人从实践中把某些类同的证候归纳于某一病因或某一脏的范围内，作为辨证求因的依据，列为十九条，是中医诊断和治疗疾病的基本准则。要求医者在诊断疾病时要"审察病机，无失其宜"，在治疗疾病时要"谨守病机，各司其属"。病机十九条中与寒相关的有一条，即"诸病水液，澄澈清冷，皆属于寒"。与火热相关的有九条，包括"诸热瞀瘛，皆属于火""诸禁鼓栗，如丧神守，皆属于火""诸逆冲上，皆属于火""诸胀腹大，皆属于热""诸躁狂越，皆属于火""诸病有声，鼓之如鼓，皆属于热""诸病胕肿，疼酸惊骇，皆属于火""诸转反戾，水液浑浊，皆属于热"和"诸呕吐酸，暴注下迫，皆属于热"。

19. 火毒与热毒

在中医学的范畴内，火毒（热毒）的病机为火毒炽盛，邪热鸱张，热毒内结，耗伤津液，症状为肿胀明显，疼痛加剧，脓头出现，口渴，便秘，溲赤，舌红，苔黄，脉数。在各科病症中，尤其是外科一些疮疡肿毒（包括化脓性炎症）的形成和发展，往往与火毒有关，如疔疮、丹毒、热疖等。

火毒的原因难以一概而论，日常生活中火毒的三大来源主要是饮食、情绪、公共污染。相同的食物对不同的人来说，有些人吃了会转换成热量，有些人则只能转换一半热量，另一半热量变成热毒留在体内。压力也是同样的道理，同一件事对某些人来说是压力，对某些人来说却没什么大不了。有些人能很快排解压力，有些人则会累积在心里，让压力越来越大。肺本来应该吸入新鲜凉爽的空气来冷却体内的热气，但空气一旦遭受污染，肺无法发挥正常作用。生活中到处弥漫汽车废气、夏天的冷气、冬天的暖气，这些气体使空气变脏。脏空气进入肺中，不仅不能冷却内热，更容易热上加热。

当然，所有原因中最具直接影响力的莫过于饮食了。就算生活在一个无公害的自然环境，没有不良情绪的影响，只要暴饮暴食、饮食不节制，一样会有火毒。我们对待火毒最简单的方法也不是吃药，往往通过改变饮食，避免不良情绪，就能化解。当然污染也不容忽视。那么，饮食问题应该怎样从细节注意呢？请查看本书相关章节的内容吧！

20. 上火

"上火"为民间俗语，又称"热气"，属于中医热证范畴。中医认为人体阴阳失衡，内火旺盛，即会上火。因此所谓的"火"是形容身体内某些热性的症状，而上火也就是人体阴阳失衡后出现的内热证候，具体症状表现为眼睛红肿、口角糜烂、尿黄、牙痛、咽喉痛等。"上火"在干燥气候及连绵湿热天气时更易发生。一般认为"火"可以分为"实火"和"虚火"两大类，临床常见的"上火"类型有"心火"和"肝火"。解决方法是"去火"，即中医的清热泻火法，可服用滋阴、清热、解毒消肿药物，也可用中医针灸、拔罐、推拿、按摩等疗法。平时也要注意劳逸结合，少吃辛辣煎炸等热性食品。

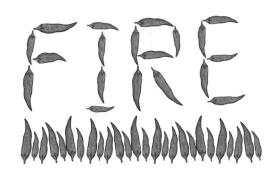

西医学是没有上火这种说法的。如果是口腔溃破，牙龈红肿的上火，那么这是口腔溃疡，多数情况下是由于细菌感染所致，比如吃饭时烫伤口腔黏膜，进而导致感染，出现红肿；如果是扁桃体肿大的上火，那么这是扁桃体炎或者咽炎，同样多是由于细菌感染所致；如果是眼睛红肿的上火，这可能是由于睡眠不足导致的角膜充血，也可能是细菌感染；如果是尿液发黄的上火，多数是由于饮水不足导致尿液浓度过高，也可能是肾脏出了问题，又或者是吃了某些食物，其代谢产物导致了尿液变色；如果是小便疼痛的上火，这多是由于尿路感染所致，如链球菌、衣原体等感染导致的尿道炎、前列腺炎等；如果是便秘，那么可能是由于缺水导致大肠对水的吸收过度，也可能是因为这两天的饮食有问题，比如摄入的纤维等过少导致了肠道蠕动减缓所致。

总之，将上火作为一个不太完整的诊断也是基于具体症状的。有了口干口苦、咽干咽痛、牙龈疼痛、口腔溃疡、目赤、头痛等，就说"上火"，实际上都是根据症状去反推内在的"火性炎上"。

21. 人体生长壮老已过程的寒热变化

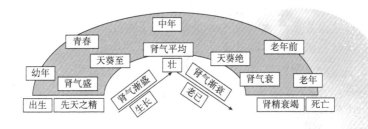

《黄帝内经》认为，生命物质是宇宙中的"太虚元气"，在自然界的基础元素天、地、日、月、水、火相互作用下，由无生命

的物质演变化生出来的。天地之间所有物种都是物质自己在时间进行中运动和变化形成的。《素问·天元纪大论》所说的"太虚寥廓，肇基化元……生生化化，品物咸章"就是这个意思。

人是最高级的动物，但也不过是所有物种中的一种，是从万物群生中分化出来的。所以《素问·宝命全形论》说"人以天地之气生，四时之法成"。"人以天地之气生"，是说人类生命的起源，源于天地日月，其中主要源于太阳的火和地球的水。太阳是生命能量的源泉，地球的水（凡其所溶解的各种营养物质）是生命形质的原料。有生命的万物必须依靠天上的太阳和地上的水才能生存，人类当然也不例外。"四时之法成"，是说人类还要适应四时阴阳变化的规律才能发育成长。因为人生天地之间，自然界中的一切运动变化必然会直持或间接对人体的内环境产生影响，而人体内环境的平衡协调和人体外界环境的整体统一，是人体得以生存的基础。在正常情况下，通过人体内部的调节可使内环境与外界自然环境为变化相适应，保持正常的生理功能。如果人的活动违反自然变化的规律，或外界自然环境发生反常的剧变，而人体的调节功能又不能适应时，人体内外环境的相对平衡都会遭到破坏而产生疾病。这说明"适者生存"仍是生物界不可逾越的客观规律。人类只有认识自然，才能更好地适应自然，改造自然，与自然和谐相处。

结合人类生命周期的划分和各阶段的表现来划分阴阳寒热，在《黄帝内经》不同篇章中有不同的观点和理论阐述，这也反映了中医对人类自身"生长壮老已"发展规律的最初认识。

《素问·上古天真论》以女性7年和男性8年划分生命周期，指出男女在35～40岁时，就开始出现衰老的迹象，并在随后衰老表现愈发明显。男女在7～8岁时肾气逐渐充实，呈现"稚阴稚阳"状态；14～16岁时，阴阳调和；21～32岁时，阴阳和，身体壮盛；在35～40岁后，生命力开始走向下坡，三阳脉衰，多呈现寒的表现。具体表现在女子"五七，阳明脉衰，面始焦，发始堕。六七，三阳脉衰于上，面皆焦，发始白。七七，任脉虚，太冲脉衰少，天癸竭，地道不通，故形坏而无子也"。35岁开始，女人的身体开始走下坡路，足阳明胃经的气血不再旺盛，而足阳明胃经循行于面部，途经嘴角，向上直达眼睛下方，所以足阳明脉衰首先表现为出现眼袋、嘴角肌肉松弛。从42岁开始，三条经过面部的阳经经脉全都气虚血弱，因此容颜渐衰。42岁之后再生育，母亲和胎儿都会面临很大风险。49岁前后，女性月经停止，更年期到来，生育能力消失，不能再生育子女。男子"五八，肾气衰，发堕齿槁。六八，阳气衰竭于上，面焦，发鬓斑白。七八，肝气衰，筋不能动。八八，天癸竭，精少，肾脏衰，形体皆极则齿发去"。中心思想是认为肾及相关经脉的虚衰与形体、功能（特别是生殖能力）的退行性变化的关系最为密切。男人四十岁时，肾气衰退，头发开始脱落，牙齿开始枯槁。48岁时，上部阳气逐渐衰竭，面部憔悴无华，头发和两鬓花白。56岁时，肝气衰弱，筋骨的活动不能灵活自如。64岁时，天癸枯竭，精气少，肾脏衰，牙齿头发脱落，形体衰疲。所以发鬓都变白，身体沉重，步伐失稳，也不能再生育子女。真谓英雄末路，美人迟暮。

《灵枢·天年》则以10年为单位划分生命周期，认为机体从40岁开始出现衰老相关表现。50岁后按肝、心、脾、肺、肾的五行相生顺序，五脏依次衰退，阳性和热性减退，阴性和寒性增强，可以根据原文描述的症状对号入座。

从身体的年龄变化来看，"四十岁，五脏六腑、十二经脉，皆大盛以平定，膝理始疏，荣华颓落，发颇斑白，平盛不摇，故好坐；五十岁，肝气始衰，肝叶始薄，胆汁始减，目始不明；六十岁，心气始衰，苦忧悲，血气懈惰，故好卧；七十岁，脾气虚，皮肤枯；八十岁，肺气衰，魄离，故言善误；九十岁，肾气焦，四脏经脉空虚；百岁，五脏皆虚，神气皆去，形骸独居而终矣"。

如果排除年龄因素，从身体的一般症状来看，畏寒怕冷、四肢不温、腰膝冷痛、不易口渴、喜热饮，这些都是阳虚的症状；易怒失眠、头昏眼花、口燥咽干、手足心热、颧部发红、大便干结，这些都是阴虚的症状。不论阳虚还是阴虚，都会令身体不舒服。因此，阳虚要补阳，阴虚要滋阴，两者不可偏颇。

《素问·生气通天论》里说："生之本，本于阴阳"，这就是说，生命的根本，就是阴阳。究其原因，是由于"阳化气，阴成形"，而生命过程就是不断的化气与成形的过程，即有机体同外界进行不断的物质交换和能量交换的过程。

综上所述，人体的生命活动是以体内脏腑阴阳气血为依据的。脏腑阴阳气血平衡，人体才会健康无病，不易衰老，寿命才能得以延长。这就是《素问·生气通天论》中"阴平阳秘，精神乃治；阴阳离决，精气乃绝"的理论。人体只有在气血充足并且阴阳协调平衡时，才是健康状态。在正常情况下，阴阳处于相对平衡，如果"消长"关系超出一定的限制，不能保持相对的平衡，便会出现阴阳某一方面的偏盛偏衰，导致疾病的发生。处于健康状态的人往往精力充沛，面色滋润、有光泽，身材匀称，心态平和、乐观，脾气温和，对于气候环境的变化有较强的适应能力，对于一般疾病有较强的免疫力。对于人体阴阳失调的"非健康"状态，《内经》有较为经典的概括："阴胜则阳病，阳胜则阴病；阳胜则热，阴胜则寒""阳虚则外寒，阴虚则内热；阳盛则外热，阴盛则内寒。"

22. 寒热与六淫

所谓六淫，是风、寒、暑、湿、燥、火六种外感病邪的统称。

风、寒、暑、湿、燥、火正常情况下被称为"六气"，是六种正常的自然界气候。在正常情况下，六气是万物生长的条件，阴阳相移，寒暑更作，气候变化都有一定的规律和限度。如果气候变化异常，六气发生太过或不及，或非其时而有其气，以及气候变化过于急骤，超过了一定的限度，使机体不能与之相适应的时候，就会导致疾病的发生。于是，六气由对人体无害而转化为对人体有害，成为致病的因素，称为"六淫"或"六邪"。这里的"淫"是过度的意思。

六气作为"天人相应"的媒介，具体内容为风寒暑湿燥火，其中寒热具有重要意义。具体内涵是能量交换，物理指征是温度。地球的自转和公转形成光的周期性变化，光自身能量与地球积温效应的综合效应形成温度的周期性变化，人体适应自然环境温度变化，形成与自然环境温度周期性变化相一致的生命节律——日节律、四季节律。六淫违背生命节律而出现，既可以单独作用于机体而致病，也可以两、三种邪气同时侵袭人体致病。

因此，六淫病邪均由外而入，多与季节气候、居住环境有关。如春季多风病，冬季多寒病，秋季多燥病，夏季及高温作业中暑，居住潮湿易感湿邪等。如果从寒热来区分，寒（寒性）和火（热性）是纯粹的寒与热，而剩下的风、暑、湿、燥可以分别与寒性或者热性同时出现，共同致病。

用感冒来举个例子，如风寒感冒、风热感冒，湿热黄疸，风寒湿痹等，皆可互相转化，如风寒不解入里化热；热邪不解耗伤津液可化燥；热极生风等。

翟双庆教授在《天人相应的奥秘》一文明确指出："《黄帝内经》的风、寒、暑、湿、燥、火，这些自然环境中最为明显的气候变化，是'天地'之气影响我们最直观的方式，而这些内容都是基于中医的'天人相应'的观点。"同时指出"天人相应"的思想在中医养生和中医临床有重要而广泛的应用。

《素问·脏气法时论》说："病在肺，愈在冬，冬不愈，甚于夏，夏不死，持于长夏，起于秋，禁寒饮食寒衣……肺病者，下晡慧，日中甚，夜半静。"说明温度的周期性变化会引起病理的周期性变化。人体是恒温动物，自然界的气温与人体恒温的温差作用于人体，人体就进行适应性变化。表现为能量的交换（散热、吸热）。自然界的周期性变化主要是四季变化、昼夜变化。对应人体生理功能变化形成四季节律、昼夜节律。其他气候因素作用于人体也会引起人体发生适应性变化，气候因素"寒暑燥湿风火"中，"寒暑火"的内涵是温度，"燥湿"的内涵是水分，"风"的内涵是温度和水分的综合。"风、湿、燥"都不存在周期性、不能起主导作用，光照也不起主导作用，《素问·阴阳应象大论》说："喜怒不节，寒暑过度，生乃不固。""阴阳"能决生死，有因"天寒"冻死的，有因"天热"中暑而死的。"多种射线、磁场、重力场、协同共振、时空结构"等因素是没有"决生死"的生理作用。也就是说有规律"天人相应"的媒介只能是温度。人与自然界的生物有相似的生理表现机制，用物候语言能最清楚的说明温度对生命的重要作用。在地球上的温带地区，各种植物随着春温、夏热、秋凉、冬寒四季变化都有"生长化收藏"的有序变化；冬天多年生植物停止生长，一年生植物，除种子以外都死亡了，变温动物进入冬眠状态。而人为改变环境温度，如在夏天，青蛙放在冰箱降温，青蛙会进入冬眠状态；在冬天，日光温室可以种植反季节蔬菜。倒春寒、早霜冻都会造成许多植物冻害，因而类推人的生理随着温度周期性的变化，也有"生长化收藏"的有序变化。

根据《内经》运气七篇的记载，金、木、水、火、土五星绕太阳运动产生六十年周期等微妙的周期性变化，内容也是风、寒、暑、湿、燥、火六种气象因素变化，作用于人体，引起人体生理的适应性变化，而形成生命节律的气象因素就本质而言，还是由于自然环境与人体温度差，形成能量交换，从而形成的人体生理适应性变化的生命节律。在《黄帝内经》时代，虽然认为地不动天在动的观点不准确，但并不影响观测到天体之间的相对运动，得出四季周期性变化与昼夜周期性变化的正确结论。《素问·六节藏象论》说:"天度者,所以制日月之行也;气数者,所以纪化生之用也。天为阳,地为阴;日为阳,月为阴;行有分纪,周有道理,日行一度,月行十三度而有奇焉,故大小月三百六十五日而成岁,积气余而盈闰矣。立端于始,表正于中,推余于终,而天度毕矣。"通过研究日月运行的规律,可以发现气候变化的规律性,进一步发现物候变化的规律性,类推人体也有"生长化收藏"的规律。气候正常,人体健康,气候异常,人体生理异常,在一定限度内,人体可以自我调节,超过这一限度,人体处于病理状态。

"风寒暑湿燥火"是影响人的生理和病理的最重要的外部因素,有显著的生理、病理效应,在养生、病因、病机、传变、法时用药、法时针刺等各方面都有重要而广泛的应用。

23. 寒热与七情

我们经常说怒火悲凉,发怒的人经常面红耳赤,悲伤的人气质低沉。

是否发怒和热性有关,悲伤和寒性有关呢?

人的生存离不开社会生活,离不开人与人之间的信息交换,产生"喜怒悲忧思惊恐"七情,出现"怒则气上,喜则气缓,悲则气消,恐则气下"等属于有显著生理效应的"天人相应"。

《素问·举痛论》云:"百病皆生于气也。怒则气上,喜则气缓,悲则气消,恐则气下,惊则气乱,思则气结"。其言多数疾病的产生都源于气的功能失常,尤其与情志关系密切。中医学的情志是指七情,即喜、怒、忧、思、悲、恐、惊七种正常的情志活动,是人体的生理和心理活动对内外界环境变化产生的情志反应。《素问·阴阳应象大论》曰:"天有四时五行,以生长收藏,以生寒暑燥湿风。人有五脏化五气，以生喜怒悲忧恐。"说明人的七情是由相应的五脏之气化生而来的。然任何事物皆有度，七情反应太过或不及，超越了人体生理和心理的适应和调节能力，损伤脏腑精气，导致功能失调，或人体正气虚弱，脏腑精气虚衰，对情志刺激的适应和调节能力低下，引发或诱发疾病时，七情则成为病因而称之为"七情内伤"。意即生理下的七情若过度或不及则会引起气的功能失调，变成病理下的七情内伤。

人有七情却不能过度，过度的七情宣泄则会虚其脏气；若情绪不宣则阳虚，寒从中生所致脏器阴阳失衡，而脏器之阳化生的七情之气非人体正气，久则郁而生热。后世医家对于七情生寒还是化热观点不一。当代学者李彦认为七情过度可致生热，"怒则气上，郁而化火；喜则气缓，虚火上浮；悲则气消，火热内生；恐则气下，虚火上冲；惊则气乱，邪火中扰；思则气结，虚火内蕴；忧则气滞，虚火煎灼"。笔者赞同火热是因七情过度与脏气的联系所生，且笔者认为七情过度生热是由于五脏阳气所生之情志为尽泄，七情本为五脏之阳所生，情未发泄则郁滞，滞则生热。然笔者更有七情过度不仅生热而且化寒之言，五脏之阳生七情，阳虚则寒从中生，根本说来是五脏之阴"阴未成形"所致，是寒热皆由一脏所生，非指外入，而自内生也。

24. 气有余便是火是什么意思？

"气有余便是火"是我国金元四大家的著名医家朱丹溪提出来的观点，语出《格致余论》和《金匮钩玄·卷一·火》。气是指阳气，有余是偏盛的意思。"气有余便是火"意即阳气偏盛便能导致各种"火证"。阳气的偏盛可由阴液不足而阳气偏亢，虚火上炎，如肾阴不足，导致心火偏旺；也可由某一脏腑的功能失调，致使阳气郁结化火，如肝火、胆火、胃火等。这里朱丹溪所强调的是阴阳平衡，阳气作为人体阴阳之气的一方，一旦有余了，即产生阴阳失调，随即生"火"，这种由于"气有余"所生之"火"是一种病理产物，为病态之"火"，与阳气之"火"有本质区别。

气有元气、邪气之分。维持机体生命的物质基础为气，此气为正气、元气；戕伤机体使人致病的为邪气、病气。又有医家以六淫七情太过所致，病气有余之象谓有余。管象黄《吴医汇讲》即说："昔贤有云：气有余便是火。此当专以病气立论，若元气，有不足而无有余者也。何则？气化于精，精生于水谷，故人情一日不再食则饥，饥则气怯而倦怠。若饮食适宜，起居有节，始得元气充流……圣人御气如持至宝，非以气之易于不足乎！自夫风、寒、暑、湿、燥、火六淫之气，外侵营卫脏腑，阻塞正气流行出入之道，遂致腠理闭塞……种种显病气有余之象，而元气已形内馁之饥。医者但当察其所因……若治不中要，病气留着，则六者皆可化火……故曰：气有余便是火。即七情之病，亦莫不然。"此论辨析了气有元气、病气之不同。元气有不足而无有余，病气乃有余，病气留着，皆可化火。"气有余便是火"之气当指的是病气而不是元气。

中医学认为，肝气易结，郁而化火。这是气与火之间的关系变化的体现。忧郁，就是情绪的压抑，当气积累到一定程度的时候，郁结的气成为多余的气，多余的气就产生生火，即所谓郁而化火。气郁到一定程度便通过"火"的形式体现出来。此外，"气有余便是火"也包括由于色欲无度，饮食厚味等引起的阴虚阳亢、气郁化火而产生的肝火、胆火、胃火、心火的证候。

"气有余便是火"可否预防？回答是肯定的。有一种现象值得注意，就是心情不好的人哭泣之后就会觉得舒畅，而悲伤一定程度之后也可以通过哭泣进行发泄，这是正常的生理现象。所以不要强忍悲伤把气往肚子里面吞，那样会忧郁生疾，或者郁而化火。而由于色欲、饮食厚味等引起的阴虚阳亢、气郁化火则可以通过节房事、调饮食而得以避免。

"气有余便是火"也可以通过经络穴位进行调节，经络是人体气血运行的通道，有疏通气机的作用，通过按揉足厥阴肝经相应的穴位，可以将郁结之气引下而泄，达到调节经气的作用。

"气有余便是火"还可以通过治疗得以缓解，临床一般可以采用逍遥散、柴胡疏肝散之类疏泄郁结的肝气。

25. 五志化火是什么意思？

五志化火指情志失调、郁滞不畅而化火的病理变化，即精神活动的过度兴奋或抑制使脏腑气机不畅，阴阳失调，出现烦躁、怔忡、失眠、多梦、头晕、眼花、心慌、闷气、易怒等神经衰弱症状，都属于火的表现。

喜、怒、忧、思、悲、恐、惊七情致病的特征是先伤神，后伤形。七情致病的病理共通性如下。

（1）气机郁滞　中医学认为，情志致病是先扰乱气机，导致机体气机郁滞（气的运行不顺畅），然后形成"郁结"（气因不运行而凝结）的现象。王覆在《医经溯洄集》"五郁论"中说："凡病之起也，多由乎郁，郁者，滞而不通之义。"由此可知，七情除了喜外，其他所造成疾病的共同病理特征是郁，也就是气郁滞不通。

正常情况下人体中的"气"流行散布于全身，以"升降出入"为其运动方式。因情志障碍而导致的郁，它的主要病理机制是气机运行的失畅和气机的升降失调，出入不利，所以《临证指南医案》说"不知情志之郁，由于隐情曲意不伸，故气不升降开合枢机不利"。情志异常不只是影响气机而导致气的郁结，也可因气滞而发生血瘀（在中医血的运行须靠气的推动），或因气郁而化火，或因气郁而生痰湿等。

气与血之间存在着阴阳相随、相互依存、相互为用的关系，因此气血调和，则机体健康无病。若气机运行失畅，常发生血液运行受到阻碍，而导致气滞血瘀，则百病丛生。情志怫郁，郁结在内，若时间一久则容易发生郁结化热。金元名医刘河间说"五脏之志者，怒喜悲思恐也，若志过度则劳伤本脏，凡五志所伤，皆热也"，明确指出了五志易从热化的病理特点。

五志化火伤人，临床上以"怒"从火化最为常见，所以常有"怒火"的称呼。情志化火多伤脏腑，而易动者则为心火和肝火。这是由于中医人为情志的变化是以心为主体，又心与夏相对应而属火，而肝气则容易郁结化火，所以临床常有"心火""肝火"的术语。七情郁结，除使气机运行不顺畅外，还可使湿不得散，痰不得化，热不得泄，食不得消，进而引起湿郁、痰郁、热郁、食郁等。如此得知因情志所产生的郁，可累及多个脏腑，出现多种病症。这与徐春圃所说"郁为七情不舒，遂成郁结，既郁之久，变病多端"的论点不谋而合。

（2）先伤神而后伤形　七情致病伤人和外感六淫伤人不同，六淫事先伤形，后伤神，而情志致病，则先伤人的神气，所以《素问·阴阳应象大论》中说"喜怒伤气，寒暑伤形"，又《灵枢·寿夭刚柔》说"风寒伤形，忧恐忿怒伤气"，所以"形"是形体，而"气"是指功能。《灵枢·百病始生》中说"喜怒不节则伤脏"。由此可知此处所指之气，是脏腑的气，也就是脏腑的功能。

神与情志之间有着十分密切的关系，故情志是先伤人的神气，然后相继的引起其他多种病理变化，所以《灵枢·本神》中说"是故怵惕思虑者伤神，神伤则恐惧，流淫而不止"，明确指出过度的恐惧、惊慌、思虑能损伤神气，神伤则会出现惊恐不安的情绪和精液自行流出的症状。又进一步说"心，怵惕思虑则伤神，神伤则恐惧自失，破䐃脱肉，毛悴色夭；脾，愁忧而不解则伤意，意伤则悗乱，四肢不举，毛悴色夭；肝，悲哀动中则伤魂，魂伤则狂忘不精，不精则不正，当人阴缩而挛筋，两胁骨不举，毛悴色夭；肺，喜乐无极则伤魄，魄伤则狂，狂者意不存人，皮革焦，毛悴色夭；肾，盛怒而不止则伤志，志伤则喜忘其前言，腰脊不可以俯仰屈伸，毛悴色夭；恐惧而不解则伤精，精伤则骨酸痿厥，精时自下"。简单地说情志所造成的疾病不是单纯的，而是一连串的身体变化。

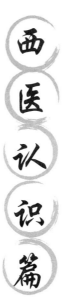

西医认识篇

1. 从神经系统话寒热证

神经系统是人体八大系统之一。"生病"就好比一个外界刺激，神经系统是人体的感应器，它感受到了这种"外界的刺激"，随即安排体内各个组织做出应对这些刺激的反应。

当然，神经系统这个"感应器"感受到寒证与热证两种不同的"外界的刺激"，做出的安排也不同。

当人们患热证时，身体表现出发热、口干、心跳加快等症状，而神经系统其中的一个分支"蓝斑－交感－肾上腺髓质系统"非常有可能作为"感应器"，率先做出"兴奋"，也就是功能提高的反应。"蓝斑－交感－肾上腺髓质系统"是位于大脑中一个非常敏感的"感应器"，当它受到外界的刺激能快速强烈地做出"兴奋反应"，传递给身体各个组织消息，使人体的血管收缩加快并通过分泌一些化学物质等来增加人体的抵抗力，以应对疾病。

当人们患寒证时，身体表现出畏寒、四肢发冷、心跳变慢等症状，这时神经系统作为"感应器"，非常有可能做出的反应是交感神经系统抑制，副交感神经系统兴奋。可能这时大家就有个疑问了：什么是交感神经系统，什么是副交感神经系统？交感神经系统和副交感神经系共同组成了人体的神经系统，它们在人体内的"感受器"位置不一样，做出的"身体反应"不一样，但是它们两个相互制约、相互协调，完成人体的"感应功能"。上一段提到的"蓝斑－交感－肾上腺髓质系统"就是属于交感系统的一个分支。寒证时，科学家怀疑副交感神经系统兴奋，使其功能提高，有利于通过副交感 神经系统其中的一条名为"迷走神经"的小兵来发挥抵抗炎症的作用。

2. 从内分泌系统话寒热证

内分泌系统是人体八大系统之一，正是因为有了这些系统我们才能完成日常的正常活动，内分泌系统主要通过在体内分泌特殊的化学物质来实现对组织器官的调节和控制。其中促甲状腺激素系统属于人体内分泌系统的一个重要环节，主要通过分泌甲状腺激素这种化学物质来调节机体活动。

当身体患有不同疾病时，促甲状腺激素系统在体内工作的内容不一样，形成的寒热证的证型不一样，身体表现出来的症状也不一样。那么促甲状腺激素系统在人体内究竟怎么工作呢？当患有热证时，促甲状腺激素系统可能分泌过多甲状腺激素，从而使甲状腺功能提高，因此热证患者常常表现出甲状腺功能提高的症状——发热、脉率快；当有寒证时，促甲状腺激素系统可能减少分泌甲状腺激素，从而降低甲状腺功能，因此寒证患者常常表现出甲状腺功能降低的症状——畏寒、四肢发冷。

但是因为热证与寒证分别可以细分的证型很多，所以我们有热证时，研究文献里提出甲状腺功能也许提高的水平也不一样，反之当我们有寒证时，甲状腺功能降低的水平也不一样。衡先培团队进行老年糖尿病患者的实验研究，比较三种热证证型（阴虚热盛证、气阴两虚证、阴阳两虚证）的甲状腺功能时，发现甲状腺激素（TT3、TT4、FT3、FT4、TSH）的平均值在阴虚热盛证时最高，而气阴两虚证、阴阳两虚证时甲状腺功能降低。蓝健姿团队将慢性肾小球肾炎的患者分为肾阴虚和肾阳虚证两类热证，研究后发现肾阳虚证时 T3、T4 数值低于肾阴虚型。

3. 从免疫系统话寒热证

免疫系统是人体不可缺少的八大系统之一，顾名思义，它主要的功能也就是抵抗外界伤害保护身体，大到受伤的伤口，小到细菌病毒的入侵。

八大系统的工作都是息息相关的，经常存在着合作关系。比如当受到外界刺激后，神经-内分泌系统犹如开关被打开一样被激活，开始加倍地工作，它们兴奋后会导致人体内一系列的化学反应——抑制大脑皮层的神经递质 5- 羟色胺（5-hydroxytryptamine，5-HT）释放、人体内血流中的中性粒细胞（neutrophil，NE）含量增多、脑内促肾上腺皮质激素释放激素（corticotropin releasing hormone，CRH）增多、糖皮质激素释放增多，因为这一系列的化学反应，免疫系统收到了神经－内分泌系统传过来的信号，也随之兴奋，从而提高免疫功能。反之神经－内分泌系统受到抑制，免疫系统也受到抑制。

急性起病如急性胃肠炎、"感冒"等一般诊断为热证，这时免疫系统首先兴奋随后抑制。举个例子，SARS 病毒一开始进入人体，首先激活体内的炎症反应——患者会表现咳嗽、喘憋等症状，免疫器官随之响应，免疫功能因此激活对抗入侵的 SARS 病毒；但是病毒也不傻，它进入人体后会大量的"繁殖"，短短时间内病毒数就远远多于入侵时的数量了，因为每一次免疫系统的防卫工作都需要"战士"——$CD4^+$ 和 $CD8^+T$ 淋巴细胞来完成，当病毒数量增多，之前已经经历过数场战斗的战士们已经损伤惨重，因此后期并没有足够的免疫细胞抵抗病毒，免疫功能就降低了。

当生病的时长大于 3 个月时，医学上称为慢性病。慢性病大多诊断为寒证，这时免疫系统受到抑制。科学家实验研究发现虚寒证时人体内血流中的 NE 含量远低于虚热证、大脑皮层中的神经递质 5- HT 高于虚热证，而前面也提到了 NE 与 5-HT 的作用，可以推断出虚寒证时抑制性因素占优势，因此免疫功能受到抑制。

这时候就会有人问：当我们生病时，免疫系统需要抵御外界入侵应该是被激活兴奋了为什么慢性病反而是被抑制了？原来当免疫系统工作时，协调他们工作的助理分为炎症因子和抗炎因子，炎症因子就是促进疾病反应，而抗炎因子就是抵抗疾病反应的，而科学家也是根据炎症因子和抗炎因子是否活跃来判断免疫系统是否活跃。张振宇团队做慢性乙型肝炎相关的研究，发现热证炎症因子偏高，抗炎因子受抑制，免疫功能增强，抗免疫的功能受抑制；寒证时炎症因子偏低，抗炎因子提高，抗免疫的功能虽有些提高而总体上免疫功能受抑制。

4. 从能量代谢话寒热证

实热证是由于热邪亢盛（内外俱实）引起的热证。虚热证是由于体内阳气过盛，阴液不足（外实内虚）导致的热证。两证表现出来的症状十分相像。实热证和虚热证的鉴别主要在于肝细胞结构、甲状腺细胞超微结构、肝线粒体立体形态；而钠钾泵、血清甲状腺激素、肝线粒体山梨醇脱氢酶（sorbitol dehydrogenase，SDH）活性在虚实热证鉴别上具有一定的参考价值。其中线粒体与肝脏是属于机体能量代谢的重要组成部分。

肝脏是机体能量代谢的重要器官，实热证与虚热证在肝脏超微结构表现有所不同。观察虚热证大鼠肝脏超微结构时可发现部分线粒体肿胀变形，基质浅，肝细胞处于缺氧状态，次级溶酶体增多；实热证大鼠线粒体个数增多，线粒体固缩。上述不难发现虚热证大鼠肝细胞改变较多，可以佐证虚热证是由于体内阳气过剩（肝脏先行过度能量代谢）导致。

实热证与虚热证在肝细胞内线粒体立体形态上表现有所不同。虚热证大鼠线粒体数密度、比表面比正常大鼠低，面密度、平均表面积、平均体积增大；实热组大鼠线粒体面密度、体密度、平均表面积、平均体积明显降低，比表面增大。

实热证与虚热证在钠钾泵活性表达上有所不同。文献记载实热证的大鼠钠钾泵的活性远高于正常大鼠和虚热证大鼠，提示着实热证时热邪亢盛，机体能量代谢增加，当实热证大鼠经过治疗后（清热泻火法——抑制钠钾泵），机体能量代谢降低；而虚热证（临床上采用的治疗是养阴清热法）大鼠的钠钾泵活性数值并不高于正常大鼠（钠钾泵活性：实热证＞正常＞虚热证），其中相关机理目前还在探索。

相关研究表明，细胞膜钠泵活性与热证或寒证异常的能量代谢有密切关系。肾阳虚证患者的红细胞膜钠泵活性显著低于正常人，其 ATP 分解减少，表现出一系列虚寒症状。肾阳虚证患者经用温阳方药（附片、淫羊藿、菟丝子、补骨脂、肉苁蓉等）治疗半年至 1 年后，其红细胞膜钠泵活性均有明显增高，接近正常人水平。比如慢性支气管炎肾虚型患者红细胞中 ATP 含量明显降低，经温热药菟丝子和淫羊藿治疗 1～2 年后，其红细胞中 ATP 含量接近正常人水平，表明温热药淫羊藿等可通过兴奋红细胞膜钠泵活性，提高细胞贮能和供能物质 ATP 含量，纠正寒证患者的能量不足。此外，补益药中温热性的仙茅、肉苁蓉、菟丝子及平性药黄精、枸杞子等均能显著地升高红细胞膜钠泵的活性。相反，寒凉药生地黄、知母、黄连、黄柏、大黄、栀子等都具有抑制红细胞膜钠泵活性的作用，可抑制热证患者的产热。

5. 从基因与蛋白话寒热证

经过前面的讲述，大家也知道了人体通过"神经-内分泌-免疫系统"的调节维持机体的整体平衡性，疾病的发生源于身体的内在平衡被破坏，而其中发挥主导作用的可能就是人体基因和蛋白出现异常。

基因和蛋白是身体内非常重要的组成单位，它们组成细胞，细胞再组成组织，组织再组成器官，最后构成人体。基因和蛋白是自出生后就是恒定的，可能是先天遗传的基因和蛋白缺陷，或后天基因和蛋白的突变才导致人体出现了"生病"这个状态，更甚者，"肿瘤"也是因此出现的。

由此可以推测，寒热证的出现也有可能是与基因和蛋白的改变相关的。比如吴元胜团队研究系统性红斑狼疮这一疾病时发现，比起健康人，热证患者的不同基因有 89 条，其中有 45 条是做出改变上调的基因，而 44 条是做出改变下调的基因。再比如王米渠团队对寒证患者进行研究，发现他们血液中的与能量代谢相关的基因有 5 条，与核酸代谢相关的基因有 10 条，与蛋白质代谢相关的基因共 16 条，与免疫功能有关的基因 15 条，都做出了以下调为主的改变。

　　寒热证可能是由于在某些病因长期作用下，诱发了人体内基因和蛋白质的改变，而基因和蛋白质调控人体的改变，引发了神经－内分泌－免疫系统功能的紊乱，使人体的整体平衡被破坏，表现出相应的疾病症状。而当人体出现疾病后，神经－内分泌－免疫系统、基因和蛋白质为了维持机体的平衡，又会做出一系列的反应来抵抗疾病，当然能不能成功抵抗疾病就不得而知了。总之，人体是一个整体，体内的各个部分通过相互协调与制约来完成"生病"与"抵抗疾病"的过程。细胞是组成人体的基本单位，与人体有更多的相似性，推测中药作用于人体表现的寒热属性在其细胞上也应有类似的效应，即在一定浓度范围内，热性药可能会促进细胞生长、代谢和增殖，增强细胞活性。而寒性药会表现为抑制细胞生长、代谢和繁殖，降低细胞活性。但也有例外，例如，附子公认为大热之药，而对细胞则表现为抑制细胞生长、代谢和繁殖，降低细胞活性，但当其浓度再稀释时就表现为促进细胞的生长繁殖，增强细胞活性。即部分热性药浓度高时降低细胞活性，而浓度低时则增强细胞活性。

6. 从物质构成论中药的寒热温凉

　　构成中药的基础物质成分主要包含无机物质、初生物质和次生物质三大类。其中中药有效或活性成分多数是其次生物质，是中医临床调治寒热病证和构成中药药性的主要物质基础之一。

　　在无机物质方面，寒病热治、热病寒治是临床用药的基本法则。寒凉药的铁含量显著高于温热药，锰含量显著低于温热药，钾含量显著高于平性药，因此富含无机元素，尤其是高铁低锰是寒凉类中药的元素基础；温热药含锰量显著高于寒凉药，钾显著高于平性药，铁显著低于寒凉药，因此含元素总量低，尤其是低铁、高锰是温热类中药的共同属性。凉性药的镁显著高于寒性药，而温性药与热性药之间各无机元素均无显著差异。

初生物质是指我们常说的糖类、脂肪、核酸和蛋白质等物质。《中药药理学》认为，中药的四性（四气）是指中药的寒、热、温、凉4种不同的功能，它反映药物作用于机体后产生的反应趋向。食物的所谓寒热属性，主要是从医疗实践和生活经验中总结而来，是一种对机体及其个体感受热或寒的功能调节作用，目前还很难如食物的营养成分一样有确切的数据。以肉类举例，肉类寒热属性的物质基础包含糖类、蛋白质、脂肪三大类能源物质。能源物质含量每增加一倍，食物属性等级提高（寒性＜平性＜热性）的可能性大增。热性中药的含糖量、氨基酸含量也高于寒性中药。而"药食同源"，中药属性的研究成果对食物研究具有重要的指导意义。一般热性食物有较强的温暖和兴奋作用，对寒性的体质和病理尤其明显；温性食物具有一定的温暖躯体的作用；平性食物食后一般不会表现出寒热的倾向性；凉性食物对躯体或症状有一定的清热作用；寒性食物有较强使躯体发凉的作用，尤其是在病理的情况下，热性体质和虚热证更为明显。

那么次生物质是什么呢？次生物质就是指植物成分中除蛋白质、糖类和脂肪等主要物质以外的一些不参与基础代谢和植物生长发育的物质。有学者认为中药寒热药性的本质呈现多元化特征，不仅体现在对产生药性的物质基础的多层次认识方面，如固有成分、代谢后活性成分、活性成分与机体病理状态特定物质的组合物等，更体现在药性是物质的、效应的统一等多层次的认识方面。

科学家用生物信息学方法分析了寒热药独特的内在结构，也就是科学上常说的特有化学分子片段，发现相比于热性药，寒性药中有特殊的结构——长链烯烃结构、苯并杂环类片段及含氮杂环，这导致了寒性药进入人体工作时搭乘的交通工具多了一个独特的方式——寒性药活性靶向蛋白特有通路，作用分子是 Ras 相关核蛋白（Ras-related nuclear，RAN）和重组人输入蛋白 β1（Recombinant Human Importin Subunit Beta-1，KPNB1）。寒性药与热性药有着共同的生物学基础——在人体内工作的对象是相同的，两类药物的工作都是服务于细胞周期调控，细胞生长、分化和发育，肿瘤细胞信号转导，细胞内第二信使信号传播。因为寒性药比热性药多了一些特殊的结构，还有一条特殊的通路，所以寒性药物工作侧重于细胞增长和增殖。至于副作用方面，科学家发现寒性药造成心脏、肝、肾功能的损伤会比热性药严重。

7. 从物理学角度论中药的寒热温凉

中药四性即中药寒、热、温、凉四种特性，是中医药理论的重要组成部分，是中医赖以处方遣药的依据，但在某种程度上也是机体对物理热变化的一种生理或病理感受。无论是阴阳五行学说、天人合一整体观、平衡观、辨证施治等中医药基本理论，还是"寒者热之，热者寒之""实者虚之，虚者补之"等中医治则治法，均蕴涵了丰富而复杂的能量 - 物质 - 信息的代谢或转换关系，体现了热力学基本理论，特别是开放系统的热力学第二定律。如辛温解表、辛凉解表、温中散寒、益气升阳等，就是中药通过干预机体的能量 - 能量转换（代谢）而发挥的药性功能；清热解毒、滋阴壮阳、益气补血、益气活血、益气生津、滋阴清热、温阳利水、清热生津等药性功能，实际上就是中药通过干预机体能量 - 物质转换（代谢）而实现的；中药对物质 - 信息转换（代谢）的影响，可以产生养血安神、活血通络、消肿止痛、平肝潜阳等药性功能；中药对能量 - 信息转换（代谢）的干预，可能产生行气止痛、散寒止痛、温经散寒、清热安神等药性功能。作用于生命体系的中药，寒热温凉药性不同，其生物热谱图及主要热动力学参数值有不同程度的改变，特别是热量输出变化即 ΔH 呈现明显而有规律的变化，并与传统中医对中药的赋性有映照关系。一般来说，温热药性药物能使供试细菌和细胞指数生长期的生长速率常数相对减小，传代时间延长，产热量 ΔH 相对增加；反之，寒凉药性药物能使供试细菌和细胞指数生长期的生长速率常数相对增加，传代时间缩短，产热量即 ΔH 相对减少；不同药性的药物作用于生命体系，能调控生命体系能量的代谢、转移和热变化特别是热焓变化，使机体本身呈现寒热温凉差异，从而形成新的稳定有序状态，这可能是中药四性的重要作用机制之一，也可能是中医治则"寒者热之，热者寒之"的作用基础之一。

配伍是指有目的地按病情需要和药性特点，有选择地将两味以上的药物配合使用。主要包括单行、相须、相使、相畏、相杀、相恶、相反七种配伍关系。中药复方的配伍关系实际上包括两个层面：一是处方中各单味药的药效物质之间的相互作用；二是全方的药效物质与机体之间的药理毒理作用。从本质上说，无论是药物之间相互作用，还是药物与机体之间相互作用，都属于化学反应范畴，而任何化学反应发生时，均伴随有能量的转移和热变化。这些能量的转移和热变化均可用热力学的理论和方法加以检测与描述。采用生物热动力学方法，定性定量测定复方配伍过程中的能量转移和热变化，建立中药复方配伍关系的生物热力学模型和热谱图，从而实现中药复方配伍变化的实时、连续、在线、无损、快速、灵敏的检测和分析。

研究发现，中药配伍关系是客观存在的，中医经典名方配伍精当，但不一定都是唯一最佳的组合；生物热力学可以作为刻画中药复方配伍关系的基础方法之一，焓变（ΔH，指热量输出变）可作为衡量中药复方配伍变化的客观指标之一。研究还发现，作用于生命体系的复方中药，如组成配比不同，其生物热谱图及主要热力学参数值有不同程度的改变，ΔH 呈现明显而有规律的变化，并与复方中寒热药性中药的比例之间存在映照关系。由此得出中药复方通过不同药性药物的配伍作用，调控生命体系能量的代谢、转移和热变化（特别是 ΔH），使机体维系新的稳定有序状态。这可能是中药复方配伍的机制之一。

同时，化学元素具有四性，给出电子而吸收能量的元素为寒，接受电子而放出能量的元素为热，元素四性是由元素原子外层电子的给出或吸收量所决定的，金属元素易失去电子为寒，非金属元素易接受电子为热，金属元素与非金属元素之性有强弱不同，电子得失有难易不同，故元素有寒凉温热四性。元素性质具有周期性，元素四性也具有周期性，由元素组成的单质和化合物的中药四性也同样具有周期性。中药的四气五味是对药物能量阴阳性质和高低的量化与化合物电子得失吸推偏移能级升降有关，得吸电子为阳、酸、气，失推电子为阴、碱、味。临床中麻黄碱与女贞子配伍会起拮抗减效作用原因是女贞子含墩果酸、熊果酸等有机酸，与麻黄碱同服可发生酸碱中和反应，使中西药物均降低疗效。而麻黄碱与主含小檗碱的黄连配伍理当产生协同增效作用，但临床也出现拮抗增加了不良反应。其原因是麻黄碱与小檗碱虽同属碱类，但其中药药性前者温性、后者寒性，温寒同用当然拮抗。

8. 从化学（能量代谢）角度论中药的寒热温凉

寒、热作为中医学"八纲"辨证中反映疾病性质的纲领，相较于阴阳、表里、虚实，更容易被大家所观察和感受到，也更容易进行区分。通常而言，热证多表现为亢奋状态，比如高热、心率增加、情绪紧张等，而寒证多呈现机能衰弱，比如四肢发凉、面色苍白、关节冷痛等。不难看出，人体寒证、热证的形成同机体代谢活动是密切相关的。人体的代谢活动是极其复杂的，除了前文所提到的甲状腺激素、肾上腺激素等内分泌激素参与代谢，还有许许多多的小分子代谢物，它们来自于体液、细胞、组织、粪便等，都在不同程度上反映着人体代谢活动的状态。这就好比我们要打开寒证、热证的大门想要一看究竟的时候，手里面有一大串钥匙，而每一个钥匙都可能打开这道大门，一个一个去尝试又费时间又费力气，需要找到一个快捷有效的办法，同时试试这一串钥匙中究竟哪一把能够打开大门。

代谢组学就是这样一个工具，能够通过物理、化学和数学的方法，在人体体液、血液、组织、排泄物中的众多代谢产物中确定与疾病密切相关的潜在生物标记物（群）和代谢通路，从而阐释中医寒证、热证的本质。近年来，研究人员通过对呼吸系统疾病、痛经、关节炎、肝炎、肾炎、胃病、银屑病及亚健康等人群研究发现，寒证、热证的代谢活动是有差异的，涉及氨基酸、糖、脂质、脂肪酸及胺类的代谢，比如类风湿关节炎中，寒证患者血液中亮氨酸增加、肌醇下降，而热证患者中亮氨酸下降、肌醇水平升高。但另一方面，同样都是寒证或热证的患者，不同疾病的代谢物改变趋势不同，这表示疾病本身也会影响寒证、热证的代谢变化。

因此，通过代谢组学，我们已经找到了很多把钥匙，并初步发现其中一些钥匙可能是打开寒证、热证奥秘的关键钥匙。但目前的发现只能得到部分代谢产物水平的区别，还难以解释寒、热证型规律及实质，不具有广泛的代表性和特异性。因此，代谢组学这一大串钥匙要用好，还需去联合更多的研究方法，还原寒热证本质的原貌。

中药寒热药性反映了药物对人体阴阳盛衰、寒热变化的作用倾向。生物能量是维持机体生命的重要物质基础，而线粒体是ATP的生成、利用及产热作用发挥的主要场所。一些研究成果发现，中药寒热药性的发挥与线粒体能量代谢的关系密不可分，主要包括以下三个方面。

（1）中药寒热药性对线粒体酶的影响 线粒体最基本的功能是产生ATP，同时它还含有多种蛋白质酶系，其中最重要的是ATP酶。它存在于组织细胞及线粒体膜上，又称为三磷酸腺苷酶。有研究发现，热性中药可以通过升高ATP酶活性以使骨骼肌ATP消耗增加。而寒性中药能显著降低肝脏ATP酶的活性，进而使肝脏ATP消耗减少。

（2）中药寒热药性对解偶联蛋白家族的影响 解偶联蛋白（uncoupling proteins，UCPs）是线粒体内膜上参与能量代谢的重要转运蛋白。UCPs能够将线粒体内膜外侧的H^+运回基质，形成"质子漏"，使ATP合成所依赖的线粒体内膜上的电化学梯度发生改变，影响膜电位，氧化磷酸化解偶联，合成ATP减少，使产能转化为产热。目前发现UCPs家族成员有UCP1、UCP2、UCP3、UCP4和UCP5，分别有不同的组织分布和功能特点。实验研究表明，寒性中药降低了大鼠肝脏UCP2表达量，提示寒药可能降低了线粒体内膜对H^+的通透性，减少了氧化磷酸化的脱偶联作用，肝脏产热减少。然而，考察热性中药对大鼠骨骼肌UCP3 mRNA表达量的作用时却发现，UCP3 mRNA的表达量也具有降低趋势，提示热药可能通过不同程度抑制UCP3的表达，促进机体产生更多的ATP来满足代谢的需要。

（3）中药寒热药性对三羧酸循环（tricarboxylic acid cycle，TCA）循环的影响 TCA循环是三大营养素（糖类、脂类、氨基酸）的最终代谢通路，它先于呼吸链发生，在线粒体能量代谢中具有极其重要的作用。SDH是线粒体内三羧酸循环中的酶，其活性增高表明三羧酸循环加快，同时也标志着细胞内ATP生成增强。有研究发现，热性中药通过升高SDH活性促进体内三羧酸循环，使机体ATP的产生增加。而寒性中药通过降低SDH活性减慢体内三羧酸循环，使机体 ATP 的生成减少。

有研究选取姜黄、郁金为研究对象，从代谢组学角度说明姜黄、郁金形成寒热药性差异的原因。针对蛋白质、糖类、脂肪代谢所产生的氨基酸、小分子有机酸、脂肪酸等目标化合物，其中寒证模型组升高的标志物有苏氨酸、甘氨酸等，降低的标志物有半乳糖、柠檬酸等。热证模型组与对照组比较，升高的标志物有苏氨酸、苯丙氨酸、半乳糖、柠檬酸、油酸等，降低的有丁二胺。说明姜黄、姜黄素对寒证模型代谢组的调节作用大于郁金，这一点印证了"姜黄性温"中医理论，也说明了姜黄素具有"温性"的药性。郁金组距热证模型组的距离大于姜黄组。说明郁金对热证模型代谢的影响大于姜黄，反映出郁金具有"寒性"的性质。这为日后从代谢组学的角度阐释中药寒热药性差异提供理论基础。

9. 寒热证的动物模型

为了探索寒热证时人体受到了什么损伤，症状有什么，什么药物有效，什么药物无效等，科学家需要进行动物实验，在动物实验确保万无一失之后才能进行之后的一系列操作，包括临床试验、新药上市等，所以不论什么疾病，动物实验都是重中之重。

科学家研究寒热证时候一般选用的动物是 Wistar 大鼠，它是一种由美国 Wistar 实验室研究出来的专门用于科研实验的健康大鼠品种之一。在这里科学家们需要不止一只大鼠，因为实验需要多次重复才能避免偶然性。当有了一定量的健康大鼠以后，科学家们还要将大鼠分为不同的两组，其中一组为实验组，另外一组为对照组。

对照组为正常的健康 Wistar 大鼠，而实验组取决于科学家想要研究什么证型的寒热证。当想研究寒证时，就将寒性中药对Wistar 大鼠进行灌胃；当想研究热证时，就将热性中药对 Wistar大鼠进行灌胃。由于寒热证的细分证型还有许多，不同的证型造模所需的具体药材、剂量与灌胃时长都有所不同，在此就不一一道来了。之后通过比较实验组的大鼠和未经处理过的对照组大鼠，科学家才能得出可靠的数据和结论。

10. 从诺贝尔奖话寒热

2021 年诺贝尔生理学或医学奖授予美国加利福尼亚大学旧金山分校的戴维·杰伊·朱利叶斯教授和美国斯克利普斯研究所的阿德姆·帕塔普蒂安教授，表彰他们对于温度和触觉感受器的研究。

朱利叶斯利用辣椒素发现了皮肤神经末梢中对热有反应的"感受器"——TRPVI，随后的研究中大量学者陆续发现了其他 TRP 通道，TRPV1 和 TRPV2 通道分别对高于 43℃ 和 52℃ 温度刺激产生热痛的感觉；TRPM8、TRPM5、TRPV3 和 TRPV4 感受温度的范围在 8℃ 到 39℃ 之间。这些温度感受的变化可能是中医描述机体所能感受的温度变化区间，也正是中药的寒热理论"疗寒以热药，疗热以寒药"。

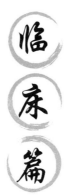

临床篇

一、寒热与呼吸系统疾病

1. 司"气"行"水"；肺为"娇脏"（肺脏生理特性）

如果我们把人体看作一个小世界，心脏作为身体中太阳般的存在，是气血运动之所始，肺就犹如天上的云朵，在心脏阳气的蒸腾作用下，将身体的水液输布全身，同时通过呼吸调控气机运动，实现人体与自然界的气体交换。在中医的藏象学说中，肺在五行属金。生理功能有以下三点：主气，司呼吸；朝百脉，主治节；主行水。作为直接与外界发生气体交换的脏腑，肺不耐寒热，有娇嫩易感的特点，因此也有"娇脏"之称。寒热变化首先影响到的脏腑就是肺。肺宣发肃降的功能失常，根据所感受邪气的寒热属性表现不同特点的咳嗽、气喘等呼吸道症状。心肺同居膈上，作为与心脏最近的五脏结构，肺有着助心行血即帮助心脏推动气血运行的作用，同时与水液的布散息息相关。《素问》描述肺为"相傅之官，治节出焉"。相傅之官是说，肺在心这一五脏六腑之君主血脉的生理活动中发挥自身司"气"行"水"的功能。君臣相得则形正神安。治节出焉说明全身的气血津液都由肺来治理调节，在肺呼吸运动的引导下布散到身体的每一个细胞。

2. 感冒分寒热，对证才有效

感冒是大家平时最常见的疾病，西医上常将感冒都归于上呼吸道感染，而中医则将感冒分为多种类型，最常见的就是风寒感冒和风热感冒，那应该如何进行区分呢？

我们将通过以下表格来给大家做一个系统区分。

	风寒感冒	风热感冒
病　因	吹风或受凉，感受风寒之邪	气候突变，寒热失调，风热之邪侵犯人体
常发季节	秋冬季节	四季可发，春季多见
鼻　涕	清水样鼻涕	黄稠浊涕
咳嗽咳痰	喉咙痒，咳嗽，咳白痰	嗓子疼，咳嗽，咳黄痰
恶寒发热	恶寒重，发热轻，就是特别怕冷	恶寒轻，发热重
口渴与否	喜热饮，口不渴	喜冷饮，口干口渴
头　痛	常有头痛，身体疼痛	面目红赤，头痛脑胀
脉　相	脉浮紧	脉浮数
舌　象	舌淡红，苔薄白	舌质红，苔薄黄
治　疗	辛温解表-荆防败毒散	辛凉解表-银翘散，板蓝根冲剂

　　其中最重要的区分点就是分泌物（鼻涕）性状和嗓子疼不疼，其次通过舌象分寒热，通过脉象分虚实。关于感冒的多发季节，在古代是具有明显季节性的，但现在因为有了空调和暖气，风寒风热感冒的季节性已被打乱，冬天也可以出现风热感冒或风寒感冒入里化热，当风寒感冒的症状由一开始的嗓子痒、流清涕转变为嗓子疼、流黄涕时，说明已经转变为风热感冒，就要按照风热感冒去治疗了。感冒虽然不是大病，但也要对症治疗效果才会好。

　　治疗感冒的小妙招：风寒感冒初期可服用葱白豆豉汤或姜蒜红糖汤，风热感冒可服用桑叶菊花茶来缓解。

3. 感冒分寒热，饮食各不同

（1）风热感冒治法　以辛凉解表为主，风热感冒食疗方：
① 薄荷茶，薄荷冲滚水，用茶杯盖住焗茶热喝。② 菊花薄荷饮，
先在锅里煮菊花 10 分钟，然后放入薄荷，搅拌一下，待水开熄火，
在锅里焗 15 分钟，倒出来热喝。③ 紫菜滚瘦肉汤或丝瓜滚瘦肉汤，
热喝。④ 如果体质属虚寒的人早期出现风热感冒，有畏寒症状，还
可以每天早上起床后喝一碗滚烫的姜葱粥，制法：姜切丝、葱切粒，
一同放于碗底，再将滚烫的白粥倒进去，有很好的发汗效果。⑤ 新
鲜的梨子生吃对风热感冒适用，或将鸭梨切碎，水煎半小时后去汁，
与大米适量煮粥，趁热食用，对小儿风热感冒兼咳嗽尤其适合。

（2）风寒感冒治法　以辛温解表为主，风寒感冒食疗方：
① 姜丝萝卜汤，配方：生姜，萝卜；制法：生姜切丝，萝卜切
片，两者共放锅中加水适量，煎煮 10～15 分钟，再加入红糖适
量，稍煮 1～2 分钟即可；功效：祛风散寒解表；用法：每日 1
次，热服。② 姜糖饮，配方：生姜，红糖；制法：生姜切丝，以
沸水冲泡，加盖约 5 分钟，再调入红糖；功效：疏散风寒，和胃
健中；用法：每日 1 次，趁热一次服用完。服后盖被睡卧取汗。
③ 葱白粥，糯米 30g，生姜 2 片，捣烂，入连须葱 1 节，加米
醋 1mL，趁热饮。④ 紫苏粥，白米 25g，常法煮粥，粥熟放苏叶
5g。

4. 不同季节的感冒有什么不同吗？

（1）冬天反复感冒是"寒"吗？

【病例故事】妮妮今年 8 岁了，每到冬天就会频繁感冒，每
次感冒刚开始都是流清涕，一两天之后就会变成黄绿色浊涕，妮

妮妈妈为了给孩子买感冒药，了解到感冒也是有寒热分别的，那么冬天感冒都是风寒感冒吗？

冬季是感冒的多发季节，因为冬季寒冷，寒邪外袭，多数为风寒感冒，但冬天也是存在风热感冒的。风热感冒四季皆可发生，冬季天气干燥，呼吸道易被感染，若患者内火过剩，就很容易导致风热感冒的发生。其次，现代生活中空调和暖气的普及使得冬天不再"寒冷"，同样也增加了风热感冒的发生概率。

冬季天气寒冷，寒邪外袭导致风寒感冒，一般表现为喉咙发痒、流清水样鼻涕、怕冷等，但冬季的风寒感冒往往并不单纯，很容易入里化热，变为风热感冒，此时常表现为发热、嗓子痛、流黄色浊涕等，像病例中的妮妮就是一个典型的入里化热的表现。所以冬季感冒并不全都是风寒感冒，要学会区分是"寒"还是"热"，对症治疗。有一个典型的症状可以帮助我们区分感冒的寒热，就是嗓子痛不痛，只要出现了嗓子痛，多数都为风热感冒。

预防冬季感冒的小妙招：

① 冬天室内外温差较大，要注意合理加减衣物，防寒保暖。

② 保持良好的作息习惯和饮食习惯，多饮水防止干燥，可适当加入蜂蜜等润肺。

③ 锻炼身体，提高身体素质。

④ 流感时期，要避免出入人流量大的地方，做好防护措施，出门戴好口罩，饭前便后勤洗手，防止病从口入。

（2）春天反复感冒是"寒"还是"热"？

春季万物复苏，病毒细菌开始活跃，天气也忽冷忽热，感冒多因气候变化、感受风邪所致，有明显的季节性。春季感冒可分为以下几种类型：

风寒感冒：一般由"受寒"引起，症状包括鼻塞，流清涕，怕冷，甚者打寒战起鸡皮疙瘩，轻微发烧，无汗等。

风热感冒：多因季节变化引起，外感风热或寒邪入里化热，可见舌尖、口唇红，发热，出汗，怕风，流黄鼻涕，咳嗽，痰黏或黄，怕热口渴，咽喉红肿疼痛，严重者伴高烧不退、神志不清等症状。

流行性感冒：由流感病毒引起的急性呼吸道传染病，春冬季多见，传染性强，主要通过咳嗽、打喷嚏或说话时产生的飞沫传播，也可通过直接接触患者的分泌物而传播。潜伏期一般为1～4日，患者在发病前1日至发病后7日内可感染他人。症状一般包括发热、咳嗽、咽痛、流涕、头痛、肌肉酸痛、全身乏力等。接种流感疫苗是预防流感病毒感染及其严重并发症的最有效手段。

（3）夏天感冒都是"风热"感冒吗？

感冒又称伤风，人们习惯把夏天的感冒统称为热伤风，其实这不完全正确。一般老百姓说的热伤风以暑湿感冒为主，暑湿感冒是由于夏季暑湿之气所致，往往在伤风的同时又容易夹有热象，所以称为"热伤风"。导致热伤风的三个主要原因：运动后一身汗随即进入空调房，食冷饮或冲冷水澡；频繁穿梭于闷热的室外和空调房之间；晚上睡觉贪凉。

除了暑湿感冒，夏季也可会有风寒感冒、风热感冒。要想感冒尽快康复，辨明病因很重要。从症状来说，风寒感冒、风热感冒、暑湿感冒都有鼻塞、流涕、发烧的症状，但又有所不同。一般来说，患了风寒感冒会流清鼻涕，痰是稀薄色白，会有肢节酸疼的感觉。患了风热感冒会流稠鼻涕，痰是黏稠。暑湿感冒典型的症状是全身困重酸软、头昏头重，鼻涕和痰也比较稠。

不同成因的感冒，治疗方法不同，千万不能一年四季的感冒都用吃一种药，更不能所有夏天的感冒都用热伤风的方子来治疗。一般来说，风寒感冒可用成药如感冒清热颗粒、通宣理肺丸等，症状比较轻可以用生姜 10g，红糖适量，煎水服用。风热感冒可用成药银翘解毒片（丸）、板蓝根颗粒等。暑湿感冒可用成药藿香正气丸（片、水、软胶囊）等。如果病症严重，建议尽快就医，根据医嘱服药。

夏季天气闷热、湿度大，热邪偏盛，此时大家都比较贪凉、喜食冷饮、爱吹冷风、洗冷水澡，因此容易外感寒凉，内热外寒，在身体抵抗力低下时，就会患上热感冒。夏季感冒应该以预防为主，三方面尤其要注意。

① 别过度贪凉：夏季室内空调温度不要低于 26℃，晚上睡觉的时候，也不宜长时间开着电风扇和空调，不要在有过堂风处睡觉，更不要露宿户外，以免受凉发病。此外，保持充足的睡眠是提高免疫力的基础，每天的睡眠时间最好不要少于 7 小时。

② 避免忽冷忽热：在忽冷忽热的环境内非常容易感冒，一般情况下，空调房温度与室外温度相差 4℃ 最为适宜。从室外进入室内，最好在没有空调的房间适应几分钟，再进入空调房；运动后一身大汗，切忌立刻冲冷水澡或吃冷饮。

③ 清淡饮食：在多吃水果、蔬菜的同时也要适当吃些瘦肉、奶、蛋、鱼等富含蛋白质的食物，以满足人体正常需求，增强机体抵抗能力，少吃辛辣刺激的食物。另外建议在空调环境下工作的话多喝热茶、白开水或者常温水。如果是在高温环境下工作的话，喝水温度则不宜太高，8～12℃ 的凉水可以帮助人体降温，避免中暑。

5. 嗓子疼是"上火"么?

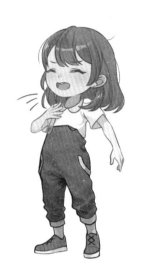

【病例故事】最近天气热,张阿姨经常嗓子疼,多喝水后还是觉得不舒服,没有缓解,于是阿姨到医院就诊,问医生:"医生,您说我这是上火了吗?"那阿姨嗓子疼是为什么呢?

天气渐渐升温,许多人会出现嗓子疼的症状,给日常生活带来极大不便,不仅会影响日常交流,甚至在吞咽的时候喉咙都出现明显刺痛感。嗓子疼只是一种症状,主要还是由于人体患有其他疾病所导致的,例如感冒、扁桃体发炎、腮腺炎等都会出现该症状。从中医角度而言,嗓子疼有虚实之分,实证多因风邪犯肺,或肺胃热盛所致;虚证常与阴虚火旺、气血亏虚有关。其中肺胃热盛和阴虚火旺多与大家认为的"上火"相关,"上火"所致嗓子疼的典型特点以咽部症状为主,病初咽部有干痒、灼热,渐有疼痛,吞咽时加重,唾液增多,甚至吞咽困难,咽侧壁受累则有明显的耳痛。体弱的成人、小儿或严重者,全身可伴有发热头痛、食欲不振、手足心热、潮热盗汗、小便黄赤、大便燥结等，所以说嗓子疼与火热邪气关系密切。

出现嗓子疼时，可采取药物治疗和饮食改善等措施。除了药物治疗外，应多吃哪些食物较好？可以吃一些水果，例如梨、苹果、柚子等。梨本身含水量较高，又拥有丰富的维生素等营养成分，也具有止咳作用，但是，梨是寒性水果，应适当食用即可；苹果具有止咳润肺等作用，加上含有丰富的水分和钾元素，对人体都有好处，因此，适当食用苹果对嗓子疼痛有缓解作用；柚子含有大量的营养成分，包括维生素 C 等，经常食用不但能改善嗓子疼痛，又能补充人体所需的维生素 C 等营养成分。

6. 咳嗽分寒热吗？

咳嗽是人体一个重要的生理反射，当遇到外来刺激时，反射性的咳嗽有助于清理呼吸道，防止异物吸入呼吸道或肺部引起系列问题，从而对肺部发挥着重要的保护作用。偶尔的咳嗽属于正常的生理现象，但如果咳嗽伴随其他症状同时出现或持续时间较长，则可能是某些疾病反映出来的临床症状了。

中医学认为，咳嗽不单是一个简单的临床症状，更是把咳嗽作为一个独立的疾病进行系统的诊治。咳嗽往往伴随着咳痰，痰液的特点便是中医区分咳嗽寒热的关键所在。一般来说，我们需要观察痰液的颜色、性状（质地）、咳痰的难易程度。黄色、黏稠、较难咳出的痰多属于热痰，白色、稀薄、较易咳出的痰多属于寒痰。这些痰液的特点可能独立存在，也可能是多种情况混合在一起。

还有一部分咳嗽是咳不出痰的，被称为"干咳"。这种情况下，可以根据其他的咳嗽特征或者伴随症状来判断咳嗽的寒热。比如咳嗽声音、咳嗽频率，声音高亢、频繁出现的更倾向于热性咳嗽。伴随着咽干、咽痛、口渴的亦多属于热性咳嗽，伴有鼻塞、流清涕、怕冷的多属于寒性咳嗽。

　　咳嗽可能仅持续 1～3 周，也可能持续超过 8 周。病程较短的咳嗽的寒热偏颇会更明显一些，而病程较长的咳嗽的寒热区分相对复杂。因此，我们可以在急性期对咳嗽进行初步判断，选择一些食疗方案进行初期治疗。当出现寒性咳嗽时，可以用香菜和萝卜煮水作为代茶饮辅助治疗。热性咳嗽可以梨和杏仁煮水作为代茶饮辅助治疗。

　　"寒热"仅仅是中医认识咳嗽的主要纲领，咳嗽的病因复杂，病情变化多端，除了寒热的影响外，往往还会夹杂着其他病理因素，具体的咳嗽中医诊断和治疗还需要临床医生进行全面和系统的判别后方可进行。

7. 咳黄痰是有热吗？咳白痰是有寒吗？

　　咳嗽有痰，是呼吸道疾病的常见症状。西医学认为，痰是呼吸道感染之后黏附着尘埃、细菌等物质的分泌物，是下呼吸道感染的典型症状，西医眼中产生痰液，其实是身体的一个保护机制，咳痰是一种保护性反射动作，能够使呼吸道免受细菌的侵害。在中医里面，黄痰多代表热象，表示肺中有热，主要是由于机体受到风热邪气入侵而引起，或是由于体内火盛，肺内郁热、肺失清宣而导致的，常伴有痰色黄稠且不易咳出、咽干咽痛，声音嘶哑等症状。白痰在中医里面多指肺部有寒，或者体内有寒湿，多由受凉引起，常伴有痰多易咳出，或头身疼痛、恶寒，或胸脘痞闷等症状。但不能一概而论，有时候还需要根据个人的情况，具体问题具体分析。有一些患者在早上刚起床的时候，会咳黄痰，但这种黄痰很多时候是因为痰液分泌出来后，未及时排出，在体内闷了一晚所导致的，属于正常现象。有的人咳出来的痰，虽然是黄色的，但质地较稀，而且也没有口渴、舌红的现象，那么这种情况就不一定是热证了，还有可能是寒证；同样地，有时候痰的颜色虽是白的，但是质地黏稠、不易咳出，伴有舌红等症状，反而可能是热证，所以要想做出准确无误的判断，还应该要结合其他症状。

8. 一到冬天就咳嗽是因为体寒吗？

【病例故事】王大爷今年65岁了，每年到冬天咳嗽都会复发，痰液多呈白色，质地稀薄，易咳出，这是因为王大爷体"寒"吗？

咳嗽是一种非常常见的临床症状，多发于冬季，小儿和老人多见。因为咳嗽经常在冬天复发，很多人就会发出疑问，一到冬天就咳嗽是因为体"寒"吗？

其实这种说法是不完全正确的。对于最常见的寒性咳嗽来说，其发病原因有两点，一是天气寒冷、形寒、饮冷等外因，二是素体肺脾肾阳虚体质，也就是体"寒"，此为内因。小儿脏腑娇嫩，老人气血虚弱，不易适应冬天天气寒冷的变化，故是咳嗽的多发群体。还有一些中老年人患有慢性阻塞性肺炎（慢阻肺）等疾病时冬季也会反复咳嗽。冬季寒性咳嗽是外感内伤两方面原因造成的，并不单单是因为体"寒"。

冬季咳嗽除寒性咳嗽外，还有热性咳嗽、风燥咳嗽、痰湿咳嗽、肺气虚咳等多种证型，其发病原因更是多种多样，所以体"寒"只是冬天咳嗽发作的原因之一。

9. 哮喘分寒热吗？

顾名思义，哮喘会出现气喘的表现，但是哮喘不单单是呼吸喘促。很多患者常常会认为自己从来没有喘过，不会有哮喘的问题。实际上，哮喘发作可引起咳嗽、气喘或呼吸伴杂音、呼吸急促、胸闷的表现。

哮喘是一种长期的慢性疾病，由于多种因素引起气道收紧和变窄可导致反复发作。哮喘发作可轻可重，从轻微发作到严重的可能危及生命的发作不等。哮喘虽然无法根治，但是可通过药物和生活方式的改变控制病情，减少发作次数，哮喘控制良好的患者可恢复如常。

中医古籍里曾感慨到"外科不治癣，内科不治喘"，可见在古代的医疗条件下，"喘"属于难治性疾病，因此古代诸多医家为此倾注了诸多心血。从《黄帝内经》到《伤寒论》《金匮要略》便有对哮喘相关的描述，如张仲景在《金匮要略》里把哮喘描述为"咳而上气，喉中水鸡声"，元代医家朱丹溪首创了"哮喘"的病名，明代医家张景岳更是在《景岳全书》里提出"喘有夙根，遇寒即发，或遇劳即发者，亦名哮喘"。清代医家李用粹在《证治汇补》中阐述"因内有壅塞之气，外有非时之感，膈有胶固之痰，三者相合，闭拒气道，搏击有声，发为哮病"。可见，"遇寒"或"非时之感"可引起哮喘的发作。

西医学认为引起哮喘发作的诱因有很多，如花粉、霉菌、尘螨、动物毛发、香烟烟雾、运动等。中医学常常根据这些"非时之感"的特性划分为寒热不同类别进行治疗。由于病因不同，体质差异，中医学认为，哮喘发作期有寒哮、热哮、痰哮的区别。如果因为接触了寒凉性质的诱因，而患者的体质存在阳气不足的时候，哮喘患者的发病多从寒而来，可归属于寒哮。如果是由温热性的诱因引起，而患者的体质属于阳气偏盛湿，多发作为热哮的表现。还有部分患者的诱发因素寒象和热象都不显著时，多归属为痰哮。而寒哮和痰哮在疾病过程中，可以发展转化为热哮。

针对哮喘的治疗，西医学已经具备强而有力的治疗手段，但患者治疗的依从性往往会影响治疗的效果。而西医学的治疗手段也尚未能多所有的哮喘患者实现百分百的病情控制，中西医强强联合是哮喘患者减少急性发作、控制病情、恢复健康生活的有效途径。

10. 避免受寒能预防哮喘发作吗？

【病例故事】小明今年15岁，从小就有哮喘的毛病，为避免哮喘反复发作，小明的家人一直很注意他的保暖问题，总是穿着比同龄人更多的衣服，冬天暖气也开得很足，为什么小明的哮喘还是会发作呢？

明代医家张景岳在《景岳全书》里提出"喘有夙根，遇寒即发，或遇劳即发者，亦名哮喘。"西医学认为引起哮喘发作的诱因有很多，如花粉、霉菌、尘螨、动物毛发、香烟烟雾、运动等。所以，受"寒"只是引起哮喘发作的原因之一，避免受寒只能预防部分哮喘发作。我们应该怎样做来预防哮喘发作呢？

（1）避免与过敏源的接触，包括花粉，动物毛发，微生物学因素如细菌、真菌等。

（2）避免接触冷空气，注意防寒保暖，避免剧烈运动和大气污染等。

（3）饮食方面避免辛辣刺激食物，勿进食过敏食物。

（4）预防感冒，可通过提高免疫力、注射肺炎疫苗或流感疫苗来预防。

11. 新冠病毒感染，寒热性之争

目前，中医界关于新型冠状病毒感染的寒热属性一直未有定论。仝小林院士认为新冠属于寒湿疫范畴，原因如下：一是武汉疫情暴发之时，正值冬季，南方以湿冷环境为主，且新冠病毒之"庆嗜"亦为低温（疫毒所嗜好的气候环境）。二是新冠患者的"寒湿"征象明显，出现寒湿袭表、阻肺、碍脾等症状，寒湿袭表则症见恶寒发热、浑身酸痛之表证；寒湿阻肺则症见胸闷、憋气、乏力、干咳少痰等表现；寒湿碍脾则症见恶心、纳差、胃脘痞满、大便黏腻不爽等表现。

此外，也有学者认为新冠病毒感染属于湿热或温热疫，如《温热论》中指出"温邪上受，首先犯肺，逆传心包"，而新冠患者初期症状以发热、咳嗽（温邪首犯肺卫）为主，危重症与以神昏、出血、喘促甚至呼吸衰竭为主的温邪逆传心包及营血之逆证证候演变相符。同时，多数患者发热重，恶寒为兼证，结合舌红苔黄腻等表现故将其划归为温热之性。

总之，无论是寒湿、湿热，还是温热、浊毒，都是新冠病毒在不同时间节点、不同地域、进入不同的体质的人体后产生不同的象。只要是象，就一定会变化，但其本质、致病机理不变，就比如水在高温、常温、低温时分别有水蒸气、水液和冰不同的象一样，但其本质一直都是 H_2O。这也恰恰符合中医的"因时因地因人"制宜的思想，也就是既要抓住病机本质和病理演变，又要根据疾病发生的时间、地点及个人体质来辨证论治。

二、寒热与心脑系统疾病

1. 心为"火"脏，灼照万物（心脏生理特性）

在中医传统理论中，心在五行中属火，人体的中火就是心，心是人体的太阳，中医说："心为火，烛照万物。"意思是，心就像天空中的太阳一样，给大自然带来光明和温暖，如果失去了它，大地一片黑暗，万物就不复存在。如果人体中没有了太阳，血液流动就会停止，身体就会僵冷，生命就会消失。心位于胸中，把心比喻为阳脏、火脏，其意义在于说明心以阳气为用，心脏阳热之气，不仅维持了心本身的生理功能，而且对全身有温养作用。心的阳气旺盛，既能推动心脏搏动，温通全身血脉，兴奋精神，又能温煦人体，推动血液运行，营养全身，维持生命。心主火是对心生理功能的高度概括，心的生理功能包括主神明和主血脉，心与人体的情志、精神意识思维活动及血液的生成和运行有着密切的关系，心主火，火主动，心的搏动永不停息，依律而行，使血液能够循环到全身，心脏泵血充足和血管内壁正常保证了血液在血管内正常流动。

2. 舌尖上的心脏（寒热舌象）

如何判断一个人的心脏是否健康呢？中医学认为，心在窍为舌。心脏好不好，看舌头就知道，舌藏在口腔中，好像可以外露的内脏，也就是说心脏的内在问题可以通过舌的外在表现反映出来。心的气血能够通过经脉的流注而上通于舌，以保持舌体的正常色泽形态和发挥其正常的生理功能，所以观察舌象可以了解心脏的生理功能和病理变化。心的功能正常，则舌体红活荣润，柔软灵活，味觉灵敏，语言流利。若心有病变，则可以从舌上反映出来。健康人的舌头应是舌体柔润，舌质淡红，舌面上铺有薄而均匀的、干湿适中的白苔，但是患病后，舌质与舌苔就会发生变化。比如说舌苔淡白，并且伴有心衰、乏力等症状，很有可能是患上了缺血性心脏病；如果舌苔白腻，还出现了胸闷等症状，那么就很有可能患上了心血管疾病，比如冠心病等；舌上出现了瘀斑或舌头底部青筋溢出，是血脉瘀阻的表现，如果这时还出现了心慌气短、头晕等症状，那么很有可能是患上了心血管或脑血管疾病；舌头发红很有可能是心阴不足，同时会伴有心烦、心悸、失眠、健忘等症状，容易生虚火，诱发心血管疾病。心在窍为舌，舌诊对于各种心脏病变的诊断和预后判断有重要意义。

3. 寒热在心里，人体有什么信号？

心中有热也就是中医所讲的心阳热偏盛导致的实热和心阴不

足导致的虚热，我们常说的心火旺、上火了都是心中有热的表现。人体受到火热之邪的侵袭，或情志之火内发，或过食油炸食物，烟酒、辛辣、温补之品均可导致心火内生。心中有虚火会导致虚热的症状，表现为心慌，心跳过快，失眠多梦，手心、脚心发热，面色发红，形体比较消瘦，晚上睡觉出汗，咽干，口干舌燥或口舌生疮，口腔溃疡反复发作，舌头红，舌苔少；心中有实火会导致实热的症状，表现为心烦失眠，情绪容易激动，面部和眼睛都发红，口干口苦明显，喜欢喝冷的饮料，冷水，口舌糜烂，小便颜色黄，排小便的时候感觉疼痛，断断续续不顺畅，肌肤疮疡，红肿热痛，皮肤出现斑疹，瘙痒，抓挠后会出血，舌尖红绛，舌苔黄，严重者神志失常，说胡话。

心中有寒也就是中医所讲的心阳气偏衰，主要表现为心气虚和心阳虚。经常生病的人，时间长了体质就会变弱，或老年人随着年龄的增长，身体素质下降，脏气衰弱，以及有的人先天不足，本身体质较差均容易出现心气虚。心阳不足多由心气不足病情严重发展而来，也可由于感受寒湿、痰饮之邪阻抑心阳；或平素为阳虚体质，心阳本身就不足；或思虑伤神，心气受损等所致。心阳气偏衰的症状有心悸，心跳过快，心胸部感觉憋闷或疼痛，气短，经常感觉精神疲倦，乏力，手脚冰凉怕冷，面色白或面唇青紫，舌质紫暗，舌苔白滑，严重者出现心痛彻背，背痛彻心。

4. 心悸分寒热吗？

【病例故事】张大叔平常业务繁忙，常常熬夜加班，前段时间过于疲劳，总觉得心里慌慌的，有时还会感觉胸闷。张大叔以为自己得了心脏病，急忙到医院检查身体。经过一系列检查，医生告诉他这不是心脏病，只是因为长期压力过大造成的，嘱咐他回家多多休息，注意劳逸结合，过段时间就没事了。张大叔这才知道，原来工作压力太大也可能会造成心悸。

心悸指的是患者自觉心中悸动、惊慌不安，甚则不能自主的一种症状。临床上多呈发作性，患者常因情志波动或劳累过度而发作，且多伴有胸闷、气短、眩晕、耳鸣、失眠、健忘等症状。一提起心悸大家可能会联想到心脏病，常见的心脏疾病如冠心病、病毒性心肌炎、高血压性心脏病等皆可出现心悸的症状。心悸是许多疾病共有的临床表现之一，感到心悸并不一定是得了心脏病。长期精神紧张、焦虑，生活不规律，饮用大量的酒、浓茶、咖啡，或是服用含有麻黄碱、咖啡因、氨茶碱等成分的药物也可能出现心悸。另外，贫血、低血糖、低钾血症、低血压、甲状腺功能亢进等疾病也容易发生心悸。心悸有惊悸、怔忡之分，病情较轻、有外因诱发者一般为惊悸，时作时止；病情较重、常无明显诱因者一般为怔忡，可持续存在。

心悸的证型与"寒热"有关，"热"主要包括肝郁化火、痰热扰心与阴虚火旺。现代人生活压力较大，情志不遂、郁郁寡欢，肝郁日久而化热，热扰心神，就可发生肝郁化火型心悸。出现心悸的同时常伴有情绪不畅、胁肋部胀痛、失眠烦躁、爱叹气、舌红等症状，每当情志不遂时症状则会加重，常用丹栀逍遥散、越鞠丸等方治疗。长期饮食不当，嗜食肥甘油腻之食，蕴热化火生痰，或是脾胃运化失常，滋生痰湿，痰湿郁久化热，痰火扰心就可造成痰热扰心型心悸。该类型的心悸常伴有胸闷烦躁、失眠多梦、口干、小便黄、大便干结、舌红苔黄腻等症状，常用黄连温胆汤、二陈汤、瓜蒌薤白半夏汤等方治疗。肝肾阴虚，水不济火，阴阳不调和，可导致心火内动，扰乱心神，造成阴虚火旺型心悸，常伴有心烦失眠、烦热、口干、盗汗、耳鸣、腰酸、舌红等症状，常用天王补心丹、柏子养心丸、朱砂安神丸等方治疗。

而"寒"主要为水气凌心与心阳不振。水气凌心型心悸主要是因为脾阳虚衰，不能发挥其温阳化水之功，而导致水邪内停，上凌心脉，最终则出现心悸之证，常伴有形寒肢冷、眩晕、胸闷、口渴但不欲饮水、下肢浮肿、小便短少等症状，常用苓桂术甘汤、小半夏汤、真武汤等方治疗。心阳不振型心悸主要是由于心阳虚衰，不能温养心神，而导致心神失养，除了心悸不安，常伴有面色苍白、形寒肢冷等表现，常用桂枝甘草龙骨牡蛎汤以温补心阳。

心悸患者平常应该注意作息规律，劳逸结合，避免剧烈运动和熬夜。饮食上宜低盐、低脂饮食，少喝酒、浓茶和咖啡，情绪上应避免过于激动，保持心情愉快。养成良好的生活习惯有助于病情的恢复。

5. 胸痹分寒热吗？

"胸痹"是指出现胸部闷痛等症状的疾病，胸痹轻者仅能感觉到胸闷、窒息感、呼吸不畅，重者则会伴有胸痛彻背，呼吸困难，喘息不得卧等危急表现，严重时可危及性命。西医学中诸多心脏疾患如"心绞痛""冠状动脉粥样硬化性心脏病（冠心病）""心力衰竭"等可都有胸痹的表现。"真心痛"是"胸痹"中较重的一个类型。《灵枢·厥论》中对真心痛有如下描述："真心痛，手足青至节，旦发夕死，夕发旦死。"从症状及预后两个方面描述了病情的严重性与危险性。但对于真心痛的寒热认识及治疗手段的认识也可以参照以下有关胸痹心痛的论述。

对于胸痹的治疗，我们本着"治病求本，本于阴阳"的原则，"谨察阴阳而调之"、辨阴阳发病之理，析阴阳盛衰之变，明阴阳格拒之势，调阴阳失和之机，收阴阳平秘之效。阳虚阴盛则寒，阴虚阳盛则热，把寒热辨证思想贯穿于胸痹疾病认识的始终。医圣仲景也以"阳微阴弦"概括胸痹心痛之机，故而治疗总不离寒热辨证之宗。

心居胸中属火，主一身之阳气；寒为阴邪，易伤人之阳气。寒性收引、凝滞，可致脉道拘挛，气血津液凝滞，形成气滞、痰凝、血瘀等病理产物。胸痹心痛患者，都有心阳不足之病理基础，故每因寒邪侵袭而发病，诚如《医门法律·中寒门》所说："胸痹心痛，然总因阳虚，故阴得乘之"。因此，治疗上可从"寒"论治，尤以"温阳"为重，以治其本。"温阳"之法，虽有温经散寒、温中化痰、温阳利水、回阳救逆之类，但均体现了从"寒"论治之辨证思想。然"通阳"与"温阳"有所不同，不尽在"温"之一法。清代温病学家叶天士曾云："通阳不在温，而在利小便。"示水气、湿浊等有形实邪内结所致之阳郁不通者，用温通之法不妥，而当利小便。小便得利，水气消散，气机通畅，阳气自舒。同理，痰浊、血瘀等有形实邪，郁遏阳气，使胸阳不宣者，应施以豁痰、散瘀之法，使郁闭之胸阳得以宣通。因体质差异及病机演变不同，痰、瘀等病邪有从阳化热、从阴化寒之别，故"通阳"应视病邪之寒热属性予以辨证施治。西医学中，冠心病有冠脉狭窄及冠脉痉挛两种病理基础，以此为依据，我们可以把胸痹心痛中因冠脉狭窄作为发病基础的类型视为有"有形之邪盘踞"而以心脏血管痉挛为特点的归类为"无形之热留扰"。这些有形或无形的病理因素郁积于胸中心内，便会产生邪热最终导致疾病的发生。即"火热之邪郁结胸膈，气机升降不利而作痛"，邪热宜清，郁气宜宣，郁热得清宣，结散则痛止。因此对于以邪热为主要表现的胸痹患者，可以选择清肝郁热的方药来治疗，也有文献报道临床上应用栀子豉汤治疗心火独亢，肝火上炎而诱发冠脉痉挛，导致胸痹轻症患者而取得不错疗效的案例。

6. 心衰分寒热吗？

【病例故事】赵大爷今年72岁了，有慢性心衰病史6年余，最近赵大爷病情又加重了，脸色发灰，颜面浮肿，喘憋胸闷，走路气喘吁吁，手脚不温，双下肢还有点肿。赵大爷的儿子听说中医治疗心衰有一定的效果，就带他来找一位老中医看病，通过了解情况，得知赵大爷年轻时喜欢吃生冷的食物，平时由于工作原因多次受寒，导致阴寒久伏于体内，损伤了心阳，中医大夫给他开了真武汤合苓桂术甘汤加减，治以温里散寒，回阳利水。赵大爷服药后，症状明显改善。

心衰病是临床较常见的心血管系统疾病，由于心循环血量绝对或相对减少，不能维持足够的心输出量以满足机体对代谢的需要，是多数器质性心脏病发展到晚期阶段会出现的结局。中医认为心为火脏，多因大病久病，寒邪侵心，劳倦过度，年老体衰，体质虚弱或其它疾病引起心阳亏虚，心火不足，气血虚弱，而使心脏衰弱无力不能正常运行血液。在临床上会出现心悸、气短、尿少、浮肿或伴有胸闷涩痛、气急喘不得卧、唇甲紫等症状。像病例中的赵大爷一样，随着病情的发展，心衰病的终末期以阳虚为突出表现，除原有症状加重外，还会出现面色苍白、四肢不温、畏寒怕冷等症状。

大多数心衰患者不能治愈，只能通过采取措施来提高患者的活动能力、改善生活质量并延长生存期。中医通过辨证论治可以减轻症状，减少复发，调整机体的阴阳平衡，明显改善患者的远期预后，弥补西医的不足。像病例中赵大爷这种偏心阳不足的心衰患者，多用具有辛温性质的药物来达到温补阳气，祛除寒邪的目的，在医生的指导下可选用干姜、附子等药物；若是平常总感觉心悸气短，胸闷胸痛，舌头偏紫暗的患者，可以选用黄芪、桃仁、红花、当归等药物以补气活血行瘀。慢性心衰患者也可以选用一些中成药来缓解病情进展，常用的治疗心衰的中成药有芪苈强心胶囊、益心通脉颗粒、参附注射液、参麦注射液、心宝丸、补益强心片、滋心阴胶囊、参附强心丸等。在饮食起居方面，慢性心衰患者应戒烟戒酒，低盐低脂饮食，限制水的摄入，适当运动，注意休息。

7. 总是睡不着和寒热有关系吗?

"不寐"相当于西医的失眠,是经常不能获得正常睡眠为特征的一种病证。临床上以不易入睡,睡着后而容易惊醒,醒后不能再次入睡,时睡时醒,或整夜都无法入睡等为主要症状。随着社会节奏的不断加快和竞争的日益加剧,失眠成为一种十分普遍的现象,与环境因素、心理因素、人际关系、工作压力、考试压力等综合因素有关。中医学认为,阴阳不交是不寐的根本病机,其病位在心,与肝、胆、脾、胃、肾有密切的联系。现代医家认为凡饮食不节、暴饮暴食使脾胃受损,痰热内生、食滞内扰均可使神不安室而出现不寐。中医讲情志不遂,暴怒伤肝,肝气郁结化火,邪火扰动心神,神不安而不寐;喜笑无度,心神激动,神魂不安也会出现不寐。有的人属于阴虚体质,若房事太过,肾阴耗伤,心火独亢,会导致心神失交,神志不宁继而出现心烦、不寐等症状。由此可见,不寐与寒热关系十分密切。

8. 总是睡不醒和寒热有关系吗?

"多寐"是一种睡眠异常情况,临床表现为不分昼夜,时时欲睡,呼之能醒,醒后复睡。也就是我们日常所说的"嗜睡"。《灵枢·寒热病》云"阳气盛则瞋目,阴气盛则瞑目",人的阴阳二气偏盛影响眼目的开合,而阴阳为道,寒热为其载体。由此可知阴阳寒热偏盛与睡眠密切相关。《素问·灵兰秘典论》中写道:"心者,君主之官也,神明出焉。"心是五脏六腑之主,生命的主宰。人体脏腑组织器官的各种生理功能协调,有赖于心神的主宰。"心藏神"而"主神明","主明则下安",这里是说人类的意识思维活动,是在心神主导之下各脏腑共同完成的。心神失养,心脏藏神的功能就会出现异常,这种异常的身体状况表现到身体上就是神疲多寐。由此可见,"多寐"属阴而由心所主。对于多寐病症，临床上选择升阳益胃汤、附子泻心汤等温阳通阳的方剂往往能够取得较好的疗效。

9. 寒热不调很"头痛"

【病例故事】盛夏时节，天气十分炎热，晚上不开空调根本就睡不着。四十出头的陈先生每晚都开着空调睡觉，一般温度控制在25℃。卧室的空调是装在床对面的，冷风总能吹到头部，觉得很凉快。然而吹了一个多月后，陈先生发现最近几天头特别胀疼，尤其太阳穴的位置，严重时候连头都抬不起来，前往医院检查，诊断为血管性头痛，由寒冷所致。

头痛既是一种常见病证，也是一个常见症状，可以发生于多种急慢性疾病过程中，有时亦是某些相关疾病加重或恶化的先兆。比如最常见的感冒、高血压、颈椎病都会出现头痛的症状，脑出血初期也会出现头痛。中医学将头痛分为外感头痛与内伤头痛两大类，外感头痛主要由风、寒、湿、热等外邪所致，此类头痛来得快又急，痛的时间较短。病例中的陈先生就是由于长期吹空调，导致风寒侵袭出现了头痛，这类患者的头痛可反复发作，疼痛常连及项背部，遇风寒头痛会加重，可用川芎茶调散进行治疗，基本可以减缓病情。夏季感受风热邪气也会出现头痛，多表现为胀痛，同时伴有发热、口渴、大便干、小便黄等表现，可用芎芷石膏汤清热疏风止痛。内伤头痛则多与五脏六腑功能失常有关，古代医家认为头为诸阳之会，五脏六腑的气血经脉汇聚于头部，故内伤头痛也反映出全身脏腑的疾病。例如高血压患者情绪激动，导致血压过高，出现头痛，心烦失眠等症状时，可以选用天麻钩藤饮平肝阳、降肝火。

头痛患者通过自我治疗可以起到一定的缓解作用。我们都知道头痛时按摩太阳穴可以缓解，每天早晨起床后和晚上睡觉前，用拇指按揉太阳穴，可以先顺着按两分钟然后反方向按揉两分钟，这样重复数次，坚持几天偏头痛可以大为减轻。有研究表明，大多数偏头痛患者脑组织中镁含量偏低，可以多吃富含镁的食物，如核桃、花生、黄豆、香蕉等。还可以艾灸太阳、风池、合谷、头维、外关等穴位，每个穴位灸15分钟左右。在气候变化时要注意生活起居，避免过冷过热，同时也要防止紧张刺激和精神疲劳，劳逸结合，保持心情愉快。

10. 肝火上扰，头晕目眩

【病例故事】李大爷60岁了，平常脾气挺大，睡觉也不太踏实。上个月和隔壁王大妈吵架回家后，突然感到一阵天旋地转，李大爷以为睡一觉就好了，就没太当回事。没想到第二天不仅觉得头晕、头胀痛，走路都开始不稳了。家里人十分担心，就急急忙忙带他到医院检查。医生诊断为"椎－基底动脉供血不足"，并给予药物进行对症治疗。李大爷服药后病情并未得到明显缓解，偶尔还是会出现头晕，只不过症状没有之前那么严重了。李大爷平时常在电视上观看养生类的节目，这天晚上，中医院的大夫在节目里介绍了中医在许多疾病上的治疗优势，李大爷决定第二天就到中医院让医生瞧瞧。经过四诊合参后，李大爷被诊断为肝火上炎型眩晕，医生的处方以当归龙荟丸加味，配合之前上医院拿的药一起服用。李大爷服用了两周，眩晕证明显好转了，又回到了从前"身轻如燕"的状态。近年来，眩晕的发病率呈逐年上升趋势，严重影响了人们的日常生活。让我们一起来学习学习"眩晕"是怎么一回事吧！

眩晕包括目眩与头晕，眼花或是眼前发黑为眩，而头晕，或感觉自身或外界景物旋转为晕，二者常同时出现，故统称为"眩晕"。轻者发作时间短暂，闭目即止；重者如坐车船，旋转不定，不能站立，或伴有恶心、呕吐、出汗等症状，甚则晕倒。眩晕涉及多种疾病，病因复杂，高血压、贫血、脑动脉硬化、颈椎病等常见的疾病都可出现眩晕的表现。中医学认为，眩晕的主要致病因素包括风、火、痰、虚、瘀，五种病理因素既可单独成患，又可错综并见，相互转化。火热与眩晕关系密切，火为阳邪，其性炎上，《素问》中云"诸逆冲上，皆属于火"。"火"主要为肝郁化火（肝火上炎）。平常情绪过于激动，易生气、动怒的朋友，常常会出现肝气郁结，肝火上炎，而出现眩晕之证。眩晕属肝郁化火者常伴有头胀、面红、心烦、胸胁胀痛、口苦、大便干、小便黄、舌红苔黄等症状，情绪波动时症状可明显加重。

西医学对于眩晕主要根据病因进行治疗，还有部分患者无法找到明确的病因只能对症处理，所以很多时候治疗效果不佳。而中医的辨证论治具有明显的治疗优势，可弥补西医疗法的不足。如果是肝郁化火型眩晕，临床上常选用龙胆泻肝汤、当归龙荟丸、丹栀逍遥散等方化裁治疗，还可配合针灸、耳穴刺激、拔罐、浴足疗法等中医疗法以提高疗效。平常可多按揉太冲、行间、三阴交、百会等穴位，或用菊花、桑叶、夏枯草、钩藤等清热平肝的药物浴足，同时也要注意保持心情舒畅，避免情绪激动和过度劳累。

11. 中风和天气寒热有关系吗？

【病例故事】李奶奶有晨练的习惯，尽管天气转冷，她还坚持出门锻炼。元旦当天，她出门不久，突然觉得右边手脚没力气，站立不稳，很快向右边跌倒，家人紧急将其送入医院，头颅CT显示李奶奶患上了脑梗死，由于就医及时，李奶奶后期恢复较好。

李奶奶的症状相当于中医所说的"中风"，中风又称为脑血管意外或脑卒中，多见于中老年人，以突然昏仆、半身不遂、口舌歪斜、言语謇涩或不语、偏身麻木为主要临床表现，且具有高发病率、高死亡率、高致残率及高复发率的特点。

中风的诱发因素贯穿于中老年人的日常生活起居中，如气候变化、情绪激动、用力过猛、饮食不节等。其中，外界气候的变化与中风的发生密切相关，病例中的李奶奶就是因为在大冷天晨练，才会诱发中风。恶劣的天气可以使血管调节功能发生紊乱，冬天气温骤降会使血管收缩，血压升高，容易导致脑血管破裂出血，血管内的血小板也容易凝集，引起脑血栓形成。在寒冬时节，人们更倾向于吃高能量的食物，不知不觉就摄入过多油脂，造成高脂血症，使血黏稠度增加，同时也增加了脑血栓形成的风险。夏季天热多汗，体内水分流失过多，导致血量急剧下降，血液黏稠度升高，容易诱发脑血栓，从而导致缺血性脑卒中。此外，夏天空调房和室外温差较大，频繁出入房间，忽冷忽热，脑血管不断收缩、舒张，容易出现脑部循环障碍，导致有可能发生中风。

老年人尤其是有高血压、心脏病等基础疾病的患者，应规律用药，密切监测血压，定期于专科复诊。一旦发生中风，出现手脚麻木、口齿不清、嘴巴歪斜等症状时，尽快送患者到医院，以抢救生命及尽可能降低后遗症。改变不良的生活方式，低盐低脂饮食，少熬夜，保证充足的睡眠，戒烟、戒酒。中风后遗症的患者可通过针灸推拿进行康复治疗，促进恢复。

12. 痴呆分寒热吗？

【病例故事】张奶奶年轻时候出了名的利索，60岁生日那年午睡吹空调中风住了院，诊断为脑梗，出院以后感觉自己记不住东西了，夜间总是毫无睡意，醒着的时候也不能集中精神，去了超市经常重复购买相同的东西，烧水忘了关火而把水壶烧干，并发展到遗失贵重物品包括钱包和存折。病后1年以来开始出现找不到回家的路的现象，以致家人四处寻找。经常为了一些莫名其妙的事情和家里人发生矛盾。家里人觉得张奶奶的记忆力和生活能力的下降不仅是年龄的上升所导致的，来到中医院就诊后，诊断为"痴呆"。对症治疗服用中药及针灸干预后，病情平稳进展缓慢，但医生表示，想要回到以前的生活能力水平还是十分困难的。听了上面的故事，有没有觉得痴呆很可怕，让我们一起来了解了解"痴呆"，看看如何早期发现并有效地预防痴呆吧！

痴呆又称"呆病"，是一种以记忆和认知功能进行性损害为特征的疾病。轻者可见近事遗忘，反应迟钝，寡言少语，但日常生活能部分自理；病重者常表现为远事也忘，时空混淆，不识亲友，言语重复或错乱，或终日不语，神情淡漠或烦躁，日常生活完全需他人帮助。随着人口老龄化，痴呆已经成为老年人的常见病和多发病，且致残率甚高。

中医古籍有关本病的专论较少，《灵枢·天年》之"言善误"、晋代王叔和《脉经·卷四》、隋代巢元方《诸病源候论·多忘候》、唐代孙思邈《备急千金要方·三十卷》中分别记载的"健忘""多忘""好忘"等论述与痴呆相关。明代张介宾《景岳全书·杂证谟》首先提出了痴呆的病名："痴呆证，凡平素无痰，而或以郁结，或善愁，或以不遂，或以思虑，或以疑惑，或以惊恐，而渐致痴呆，言辞颠倒，举动不经，或多汗，或善愁，其证则千奇万怪，无所不至。"并指出其病机为"逆气在心，或肝胆二经，气有不清而然"。认为"此证有可愈者，有不可愈者，亦在乎胃气元气之强弱，待时而变，非可急也……此当以速扶正气为主，宜七福饮或大补元煎主之"。这里讲到了痴呆的重要致病因素"痰"，痰蒙神窍，导致出现一系列诸如言语不利，记忆下降，错语失语的神机失用表现。

西医学中的阿尔茨海默病、血管性痴呆都属于中医痴呆的范畴，路易体痴呆、额颞叶痴呆、麻痹性痴呆、中毒性脑病等表现出记忆障碍，认知损害也可参考中医痴呆分期分证论治的角度辨证施治。

目前，痴呆疾病的发生主要有以下五方面原因。

（1）年老肾衰。《素问·阴阳应象大论》曰："年四十而阴气自半也，起居衰矣。"人至中老年，肾中阴精衰减，开始衰老。肾精不足，可致髓海渐空，元神失养，渐成痴呆，或因气化不利，津液失于蒸化而为痰浊，营血运行不畅而为瘀血。痰瘀互结，上蒙清窍，而致痴呆。

（2）禀赋不足，髓海不充，延至成年，再加情志、饮食、劳逸等后天因素影响，而致髓海渐空，元神失养，发为痴呆。

（3）后天失养，或误治、药损，致使脾胃受伤，水谷精微不能化生气血，脑髓不充，元神失养，而成痴呆。

（4）七情内伤，肝气郁结，日久生热化火，心神被扰，则性情烦乱，变化无常。人至老年，肾水衰少，水不涵木，阴虚而阳亢，或复因烦恼过度，情志相激，肝郁化火上炎；或水不济火，心肾不交，心火独亢，扰乱神明，发为痴呆。火热过盛，酿生浊毒，败坏形体，损伤脑络，使病情波动而加重。

（5）久病邪留，年老多病之体，脾肾渐损，以致痰浊内生，蒙蔽清窍，神明不清而发痴呆；产伤、外伤、卒中之后瘀血留滞而成痴呆者，乃久病致瘀，入阻脑络，神机散乱所致。也可因外感热毒，内侵入脑，损伤脑络，使脑气不得与脏气相连接，神机失用而发痴呆。

痴呆病位在脑，与心肝脾肾关系密切。基本病机为髓海空虚，元神失养；或邪扰清窍，神机失用。其中以肾虚为本，肾不藏精，髓海渐空，元神失养，并可出现心血亏虚、肝血不足、脾不生血、精髓无源等多种病理变化，终致肾虚髓减，元神失养，灵机失常而发痴呆。与此同时，痰浊、瘀血、火扰、毒损等病邪留滞脑，脑络不通，导致脑气与脏气不相连接，神机失用，痴呆日重。肾虚髓减贯穿于疾病始终，而痰浊蒙窍又可加重肾虚髓减和脑络瘀阻，所谓"痰气独盛，呆气最深"。由此可见，病理因素主要是痰、瘀、火、毒。

案例中的张奶奶，年过半百，上了年纪以后机体的各项生理能力都逐步下降，再加上既往有脑梗的病史，本身就是痴呆的高危人群，出院后也没有注意及时复诊和脑梗后的康复训练，好在最后及时就医，亡羊补牢，控制了疾病的进展，因此，对于脑血管疾病，一定要做到早发现，早预防，家族中有心脑血管发作病史的家庭成员，也要注意高血脂、高血压等危险因素，生活中做到低盐低脂饮食，多运动，和痴呆说拜拜，对健康说嗨嗨。

总的来说，痴呆为老年人的常见病、多发病。多因衰老、禀赋不足、后天失养、情志内伤、浊毒侵脑等所致。临床表现以记忆和认知损害，伴精神行为症状为特征，根据发病特点和临床表现，结合神经心理学量表及有关辅助检查，即可诊断为痴呆。本病病位在脑，病机不外脾肾两虚，气血不足，髓海失充，神志失养；或痰瘀火毒内阻，脑气与脏气不相连接，神机失用。证候以虚为本，以实为标，临床上常见虚实夹杂之证。治疗应重补脾肾气血，兼以化痰、平肝、通络、解毒，以开窍益智为目的。同时，精神调理和智能训练及生活护理也是恢复身体正常功能重要的一环。

13. 癫痫发作是热证吗？

【病例故事】彤彤今年18岁，在读高三，平素进取心强，学习压力大，不喜欢跟别人沟通，因考试失利，没有达到预期目标而精神不振，烦躁易怒，心烦失眠，学习成绩不佳。在家里与父母发生矛盾后突发抽搐，不省人事，口吐白沫，喉中有怪叫，后间断发作数次。经当医院检查后诊断为癫痫，服用西药效果不理想，父母担心副作用大，找了一个中医大夫看病，可以观察到舌红苔黄腻，脉弦数，大夫说彤彤是因为学习压力太大了，负面情绪没有及时宣泄出来，导致肝郁化火，痰火内盛而发为痫证。予龙胆泻肝汤化裁方治疗后病情好转。

痫证俗称"羊癫疯"，是一种发作性神志异常的病证。临床上以突然昏倒，不省人事，口吐痰涎，四肢抽搐，发作时如猪羊惊叫，在短暂的时间内苏醒，醒后一如常人等为主要症状。西医认为长期的紧张刺激会对中枢神经系统产生不良影响，损害神经系统的功能，甚至引起其组织结构的改变从而导致痫证的发作。中医将痫证的病因归为先天遗传与后天所伤两大致病因素，痰、火、瘀为内风触动，致气血逆乱，蒙蔽清窍而发病。

早在《灵枢》中即有"痫证多属实热"的明确记载。《素问》病机十九条："诸风掉眩，皆属于肝。"《儒门事亲·卷四》："大凡痫病发，项强直视，不省人事，如乃肝经热也。"当怒、喜、忧、思、悲、恐、惊等情志活动过度时，会导致五脏功能紊乱，气机郁滞，气郁则容易化火，郁火生成后，容易煎熬津液而生痰，痰浊生成后又复与火邪郁结，同时，火热耗伤肝阴，阴虚生风，风火相助为患，大怒伤肝，怒则气上，火邪上扰，痰蒙心窍，发生痫证。案例中的彤彤就属于七情失调，情志波动诱发的。

痫证患者应避免过度劳累及精神刺激，不宜偏食辛辣、油腻食物，宜戒烟酒。不宜从事高空、水上、驾驶等工作，以免发生意外。当痫证发作时应除去假牙，保护舌头，保持呼吸道通畅，以免窒息。

14. 寒冷时节保持"心平气温"，我们能做什么？

古来就有"冬至大如年"的说法，在中国人看来，冬至阴阳交替，是冬天养生的"起点"。然而，冬天对很多老年人来说是一道坎。这个季节是心脑血管疾病发作的高峰期，寒冷的天气，室内外的温差是发病的重要诱因。关于冬季心血管疾病的预防，需要从以下几方面入手。

（1）注意御寒，保护好自己　随时注意天气变化，及时添加衣服，注意保暖，尤其是头部和足部，必须外出时戴好帽子，穿好保暖、柔软、宽松的鞋袜，防止冻伤；居室温度最好保持在15～20℃，同时注意保持室内空气清新。冠心病患者冬天洗澡不宜过频；洗澡时除了要保暖外，还要保持空气流通，避免过度闷热；若在洗澡过程中出现头晕、眼花、恶心、心绞痛等征兆时，应立即离开浴室并躺下休息。另外，早晨醒来后不要立即起床，应先在被窝中活动身体；最好用温水洗脸、刷牙；每天临睡前，可用热水泡泡脚。

（2）合理饮食　膳食总体上要多进食一些容易消化吸收且富含营养的清淡食物，要低盐、低脂肪，避免暴饮暴食，常吃新鲜蔬菜。时常头昏、眩晕，局部有麻木感的高血压患者，平时要减少动物蛋白的摄取量，可用含植物蛋白丰富的豆制品代替一部分动物蛋白饮食。伴有心脑血管病的高血压患者，可常吃黑木耳、银耳。胆固醇过高者，不要吃煎炸食品、动物内脏。

（3）适量运动　心脑血管疾病患者冬季可适度锻炼，久坐不动会使血流缓慢，形成血栓，血脂升高诱发疾病。但清早起床不宜锻炼，应把锻炼时间安排在下午4点左右，以慢走或太极拳为主，不适合做激烈的运动。冬季早晚温差较大，外出锻炼应有适宜的"温度缓冲"，出门时注意添加衣服保暖。大风降温时，心脑血管疾病的发生率往往会大幅增加，因此要避免迎风急走。

（4）坚持服用药物　心脑血管疾病预防是关键，合理有效的药物预防可以事半功倍。建议家中应常备一些心脑血管病药物，研究表明，阿司匹林对于急性心梗、心绞痛、既往心梗、急性缺血性卒中及外周血管病和房颤等心血管疾病都有防治作用。

（5）保持心态平和　冬季里，各大节日接踵而来，亲友聚会，把酒言欢，往往容易造成情绪激动，人在大喜大怒时，肾上腺分泌增加，血管收缩，心跳加速，血压上升，容易造成心脏负荷加重、冠状动脉痉挛。因此，三高病友要抱有平和的心态，避免过分激动，少参与竞技性强的娱乐活动。保持淡泊宁静、乐观自信的情绪，不急不躁，不恼不怒。

15. 为什么寒冷季节是心脑血管病的高发季节？

【病例故事】入冬以来，在杨大爷住的小区里，一个星期内就出了两个脑出血患者，其中一个死亡，一个中风偏瘫，听说这两个人发病都是高血压引起的。40岁的胡先生被送医的时候，血压测量结果显示高达200/160mmHg，被诊断为脑血管破裂出血，出血量很大，虽然医生极力抢救，但最后还是去世了。65岁的董大爷是在早晨突然发病的，发病时伴有头痛呕吐，入院后被诊断为脑卒中，表现为左侧肢体不能正常活动。最近天气一冷，杨大爷的血压控制得不太好，又碰上了这种情况，赶忙去办了住院，调理血压。

其实胡先生和董大爷发病并不仅与他们的身体状况及基础疾病有关，与周围的环境、季节、气温等也有一定的关系。冬季是心脑血管疾病的高发期。所谓心脑血管疾病，是对心脏血管和脑血管疾病的统称，泛指由于高脂血症、动脉粥样硬化、高血压等所导致的心脏、大脑及全身组织发生的缺血性或出血性疾病，是50岁以上中老年人的常见病。由于冬季气温逐渐降低，人体新陈代谢缓慢，心脑血管患者身体受冷空气刺激，血管骤然收缩，容易导致血液流通受阻，甚至出现血管阻塞，血流供应中断，从而诱发心脑血管疾病的反复发作。因为气候骤冷，血压也会突然升高，使原来硬化脆弱的小动脉因承受不了强大的内压而被"冲爆"，造成脑出血的发生。此外，每当气温骤降时，人体耗氧量会急剧增加，为了维持正常体温，心脏需要改变心率和增加血压，心肌需氧指数也相应增加，就如同工厂加工产品一样，要生产出超平均水平的产品，整个工厂员工就得超负荷工作，时间长了工人们肯定会不堪重负，心脏超负荷工作时间长了就会导致心肌缺氧症状加重，从而诱发各种心律失常及心脑血管疾病，甚至导致死亡。所以，心脑疾病患者冬天一定要提高警惕，规律用药，定期监测血压，注意保暖和休息，以防出现脑出血、心肌梗死等严重后果。

三、寒热与消化系统疾病

1. 口臭是"上火"吗？

口臭是指从口腔或其他充满空气的空腔中如鼻、鼻窦、咽所散发的臭气。口臭严重影响了人们的日常生活及人际交往，临床上经常会碰到一些口臭的患者，要求大夫给予"清热败火"治疗。那口臭都是上火了吗？

西医学认为，口腔气味的主要来源是口腔细菌分解氨基酸产生的代谢产物，这些代谢产物多是由牙周袋内或舌苔内的厌氧菌产生的挥发性硫化物。另外，如果有幽门螺杆菌感染，也可能会产生口臭的症状。这两种情况的口臭不是清热败火药物可以解决的。因此，如果有口臭的症状，应该首先去口腔科排查一下是不是牙龈炎等口腔问题引起的，还要去消化科做碳13呼气试验检测是否有幽门螺杆菌感染。

中医学认为，口臭是五脏六腑功能失调的结果，其中关键在于脾胃失调。临床所见口臭多属于胃火、食积、肝胆湿热、脾胃湿热等情况。治疗上多少会用到一些清热的药物，但是根据不同的证型会搭配不同的药物，如芳香祛湿药、行气导滞药、消食化积药、疏肝解郁药等，一味的应用清热败火只能取效于一时，过用必会败坏脾胃。而且有些患者虽然口臭、口干，但是同时伴有大便不成形、胃脘部胀满、舌淡苔薄白等症状，这种属于寒热错杂型，应用清热药物时应该格外谨慎。另外在服药的同时，改变不良的生活方式，注意调节心情也很重要。生活中尽量做到饮食有节，不吃韭菜、大蒜等辛辣厚味之品。

2. 口黏口腻是热吗？

口腻是指口中黏腻不爽，多伴有舌苔厚腻，是湿邪困脾的表现。中医著名的典籍《温热论》中说："口中腻，舌苔不燥，自觉闷极者，属脾湿盛也。"

湿邪困脾有寒湿和湿热的不同。寒湿困脾是指寒湿内盛，困阻脾阳，脾失温运，其临床表现为脘腹胀满，口腻纳呆，口淡不渴，腹痛便溏，头身困重，舌体胖，舌苔白滑或白腻，脉濡缓或沉细。而湿热蕴脾是指湿热内蕴，临床表现为脘腹胀闷，恶心欲呕，口中黏腻，口渴不多饮，便溏不爽，小便短黄，肢体困重，舌红，苔黄腻，脉濡数或滑数。治疗上以健脾利水、祛湿降浊为主。寒湿困脾要以温化寒湿为主，湿热内蕴以清热通降，芳香化湿为主。常用的药物有薏苡仁、半夏、厚朴、藿香、紫苏叶、佩兰等。另外，平时生活中应少食肥甘厚腻、生冷辛辣之品，避免脾失健运，饮食不化，水湿郁内，痰浊内生。

3. 口渴是热吗？

以口中干燥，喜饮水浆为主证者，称为口渴。西医学认为口渴与糖尿病、尿崩症、贫血、低血压等疾病相关。当持续出现过度口渴症状时，应该提高警惕，这往往是以上疾病的征兆，应及时到内分泌科就诊。

口渴在中医辨证上具有重要意义。临床常以口渴与否，饮水多少，喜热饮或冷饮作为病位在表在里、病性属寒属热、疾病是虚是实的重要鉴别方法之一。口渴的原因很多，其中因阴津亏损、脏腑热甚所致最常见。脏腑素有蕴热，热灼津伤，可以发生口渴。或津液损伤，阴虚火旺，虚火煎灼，均致津少而口渴。另外，血虚失濡，水湿、痰饮、瘀血阻滞及脾肾阳气不足，水津不化，津不上承皆能导致口渴。脾虚不能转输津液或脾虚不运，积湿生痰，津液不能上承，发生口渴；跌打损伤或气滞血瘀，瘀血阻滞经络，津液不能循经上布于口，发生口渴；肾阳不足，气化不利，肾水不能上济，也可发生口渴。一般口渴严重喜饮冷水，伴有腹部胀满、大便干结等症状的为实证、热证，口渴饮水不多、喜热饮，甚至伴有腹泻、畏寒等症状的多为虚证、寒证。因此，不是所有的口渴都是热证，口渴需要中药治疗时也应该及时就诊，辨证论治。

4. 口腔溃疡分寒热吗？

口腔溃疡也就是平时所说的"口疮"，其典型表现是口腔黏膜出现破溃伴有疼痛，大致包括西医学的扁平苔藓、阿弗他溃疡、白塞氏病、口腔癌性溃疡等。我们讨论的是平时最常见的口疮类型，也就是西医学所说的复发性阿弗他溃疡，是指以周期性反复发作为特点的口腔黏膜局限性溃疡，可发生在口腔黏膜的任何部位。病程多呈自限性，一般持续 7～10 天，但容易复发，往往迁延多年。

中医学认为，此病多因心脾积热或阴虚火旺引起，也有因肾虚或脾虚而久溃不愈的。一般骤然起病，灼痛明显的多属实证，要泻火解毒，可选用黄连、蒲公英、栀子等药物，相对容易治愈。但临床所见往往虚实并见，寒热错杂，溃疡反复发作或经久不愈，颇为难治。例如有阴虚火旺患者，溃疡周围微红，反复发作，伴有口渴不欲多饮，手足心热，盗汗，心悸，失眠等症状，此火为虚火，若不纠正阴虚，其火难清，可以选用生地黄、麦冬、玄参等滋阴清热之品。还有部分患者口腔溃疡经久难愈，充血不明显，常伴腹胀，纳呆，大便溏稀，倦怠乏力，气短等症状，可选用黄芪、甘草、苍术等补气健脾药物。另外还有一部分患者症状毫无热象，反而肢冷畏寒、腹泻肠鸣、乏力明显，可以通过益肾填精、温补命门来治疗。

口腔溃疡有寒有热，有虚有实，只有明确病因病机，才能有的放矢，治好本病。

5. 胃痛分寒热吗？

胃脘痛是临床常见病、多发病，是指以上腹胃脘部近心窝处疼痛为症状的病证。西医学的急性胃炎、慢性胃炎、胃溃疡、十二指肠溃疡、功能性消化不良、胃黏膜脱垂等病以上腹部疼痛为主要症状者，均属于中医学胃痛范畴。

中医学认为胃痛是因多种病因导致的脾胃受损，气机失调引起的胃脘部疼痛的病症，其疼痛性质可呈灼痛，或隐痛，或刺痛，或胀痛，常伴有恶心欲呕、反酸、食欲不振等症状。胃痛的辨证有寒热虚实气血之分。寒证胃痛多因外受寒凉或过食生冷所致，疼痛得热则减轻或缓解，得寒则加重，口淡不渴或渴而不欲饮水。热证胃痛患者胃中常觉灼痛或自觉有热感，疼痛得冷则减轻，得热则加重，伴有口干渴或口苦，小便黄，大便干燥等。在区分寒热的基础上，还应辨别实证虚证，在气在血。实证胃痛多疼痛剧烈，痛有定处，疼痛拒按，固定不移，食后加重等。虚证胃痛病多疼痛隐匿，病程日久，痛而喜按，劳倦加重。一般初病在气、在腑，久病在血、在脏。

本病在预防上要重视精神与饮食的调摄。患者要注意有规律的生活与饮食习惯，忌暴饮暴食、饥饱不匀；忌粗糙多纤维饮食；忌浓茶、咖啡、烟酒和辛辣等，进食宜细嚼慢咽。同时保持乐观的情绪，避免过度劳累与紧张，也是预防本病复发的关键。如果胃痛持续不缓解，应及时就诊。

6. 幽门螺杆菌感染分寒热吗？

幽门螺杆菌感染与慢性胃炎、上消化道溃疡、胃癌、MALT淋巴瘤等疾病密切相关，是目前消化科最常见的疾病之一。目前认为，幽门螺杆菌感染类似中医邪气致病，属于"湿热邪气"的范畴，感染者多具有胃脘灼热，或胀痛，或痞闷，舌质红，苔黄（厚腻）的临床表现，符合脾胃湿热的证候特征。而且研究发现，黄芩、黄连、大黄、黄柏等多种清热化湿中药对幽门螺杆菌具有抑杀作用，一些中药复方如黄连泻心汤、清热化湿益气活血方等均具有不同程度的抑菌作用。

虽然幽门螺杆菌感染属于"湿热邪气"的范畴，但同样是幽门螺杆菌感染，可因患者体质、患病类型、病程等不同而有寒热、虚实、气血、阴阳的差异，不同患者有不同的临床症状，对应不同的证型，处方也会不同。研究发现，幽门螺杆菌感染相关疾病最常见的证型是脾胃湿热证、脾胃虚弱（寒）证、寒热错杂证。治疗上除了适当清热利湿，还需根据患者临床表现及疾病种类不同，佐以泻火解毒、疏肝和胃、凉血止血、补脾益气、温中补虚等治疗，不能一味清热祛湿，败坏脾胃。

7. 胃中灼热都是热吗？

常常有患者因"胃脘灼热疼痛"就诊，有些人伴有反酸、烧心，给予抑酸治疗后症状缓解，但是也有部分患者胃脘灼热伴有烦渴引饮、消谷善饥、口臭等症状，抑酸药并不能缓解其痛苦，这类患者多属于中医讲的胃热。胃阳素强或情志抑郁化火，过食辛辣均能造成胃热。胃中积热，烧灼胃腑，故胃脘部烧灼般疼痛；胃热伤阴，故烦渴引饮；胃热消化能力强，故消谷善饥，经常有饥饿感；胃热郁蒸化腐则口臭。

这类患者适宜吃性质寒凉，具有清胃火、泻肠热作用的食物，如苦瓜、冬瓜、黄瓜、西瓜、香蕉、枇杷、梨、桃子等；不宜吃性质温热辛辣，具有补阳助热作用的食物，如辣椒、生姜、韭菜、茴香、肉桂、狗肉、羊肉、龙眼肉、荔枝、鲢鱼、草鱼、薤白、芥菜、刀豆、红糖、红枣等。另外应注意调整作息起居，条畅心情，严重时配合清脏腑热，清胃凉血等中药辨证治疗。

8. 溃疡病分寒热吗？

【病例故事】王大爷55岁，近一年来经常"胃部"疼痛。大爷自己说以前胃就不太好，经常犯"胃炎"，最近一年更是时不时"胃部"疼痛，尤其是季节变化或夜间疼痛更加明显，经常伴有酸水倒流、"打饱嗝"、肩背部疼痛、食欲不佳的症状，但奇怪的是"胃部"疼痛竟然在进食后能短暂缓解。于医院就诊，医生说王大爷患的是"溃疡病"，予"黄芪建中汤加减"治疗后症状好转。

溃疡病是上消化道溃疡的俗称，包括胃溃疡和十二指肠溃疡，大部分溃疡的发生都与幽门螺杆菌的感染有关。它的主要症状是与进食有关的规律性上腹部疼痛及反酸、嗳气、胃胀等消化不良的症状，其中胃溃疡的症状表现为餐后痛，而十二指肠溃疡表现为饥饿痛，疼痛时间可达2～3小时，缓解后无明显不适，溃疡病的病程通常可长达数月至数十年。

溃疡病在中医上属于"胃脘痛"的范畴。中医学认为，本病的病因分为内因、外因或内外因。内因多与先天秉赋不足、胃脾虚弱、脏腑功能失调、气血阴阳异常等有关；外因多与饮食不节、嗜酒过度、寒邪直中脾胃等有关。临床上溃疡病可分为肝胃不和、脾胃虚寒、胃阴不足、脾虚血瘀几种中医证型，针对不同的证型选用不同的治疗方案。比如肝胃不和型治疗原则为疏肝和胃、理气止痛，宜服用柴胡疏肝散；脾胃虚寒型治疗原则为温中健脾，宜服用黄芪建中汤；胃阴不足型治疗原则为养阴益胃，宜服用麦门冬汤；脾虚血瘀型治疗原则为化瘀通络、理气止痛，宜服用丹参饮合失笑散。而中医也常根据其他脏腑阴阳偏衰的不同，方药加减治疗，如加用补肾、泻胃热、活血化瘀、补气化瘀药物等。

总体来说，溃疡病新发病大多为实热证，迁延不愈的病大多为虚寒证，治疗溃疡病应根据症状与病因辨证治疗。为了达到最佳治疗效果，患者还应重视饮食摄入，保持乐观心情，适当锻炼运动，还可以选用中西药结合疗法治疗溃疡病。

9. 呃逆分寒热吗？

呃逆是指以气逆上冲、喉间呃呃连声、声短而频、不能自止为主要表现的一种常见疾病，包括西医学的慢性胃炎、肝硬化、脑血管疾病等各种疾病引起的膈肌痉挛。正常人也可以发生一过性的呃逆，多与饮食有关，特别是饮食过快、过饱，摄入很烫或过冷的食物、饮料，饮酒等，属于正常的生理现象。若呃逆频繁或持续24小时以上，称为难治性呃逆，需要及时就诊。

《景岳全书》将呃逆的病因归为三点：一为寒呃，二为热呃，三为虚脱之呃。若呃逆声音沉缓有力，得热则减，遇寒加重，伴有口不渴、食欲差、舌淡红、苔薄白润等表现为寒呃。多由于过食冷饮、瓜果、海鲜等寒凉之品损伤脾胃，导致胃中寒积，寒气冲击肠道，引动膈肌发出呃逆；或中阳不足，胃失和降，虚气上逆而发生呃逆，治宜温中散寒、和胃止呃。热呃表现为声音洪亮有力，冲逆而出，伴口臭烦渴，喜冷饮，尿黄便秘，舌红苔黄等症状。热呃多因过食辛辣酒甘厚味，过度使用温补药，致胃中积热、邪热内炽、热引气逆而动膈，或火邪外犯，炎上攻伐，灼伤膈肌所致，治疗应清胃降逆、泄热止呃。虚呃多与肾有关，呃逆声音低沉、短促无力，伴有乏力、体倦肢冷等表现。久病肾阳亏虚，肾气失于摄纳则气不归元，或因肾阴亏虚、相火炎上，虚气上逆动膈可发为呃，治应求本补肾固摄，使气纳于肾而不上逆动膈。

呃逆有寒有热，有虚有实，可以是一般胃病的表现，也可以是脑梗死等严重疾病的兼证。

10. 吐酸与寒热有关系吗？

吐酸是常见的消化系统疾病，以反酸、胸痛、烧心为主要表现，与现代医学的消化性溃疡病、慢性胃炎和消化不良疾病有关。古人认为酸属肝，吐酸多由肝气郁结、胃气不和导致，其中有偏寒、偏热之差异。属于热者，多由肝郁化热而致，可以适当选用蒲公英、连翘、黄芩等药物；属于寒者，可由寒邪犯胃或素体脾胃虚寒导致，可适当选用党参、茯苓、白术等药物。也有饮食不节导致伤食引起泛酸噫腐者，由食伤脾胃致。根据病因不同，寒热偏性不同，分别施以清泻肝火或温养脾胃等中药治疗。

吐酸病易于反复，除及时就诊辨证施治外，还需配合调节饮食起居及情绪管理，方能事半功倍，永除后患。一些过甜、过咸、过辣、过酸、过冷、过烫的食物或者一些粗粮、红薯、马铃薯等谷物蔬菜可以刺激胃酸分泌增加，诱发吐酸。另外，部分药物如阿司匹林、利血平、保泰松等也可刺激胃酸分泌增多。吐酸病也与情绪关系密切。当精神紧张、过度疲劳、情绪不佳时，往往也会增加胃酸分泌，因此平时应该注意管理情绪。

11. 腹痛分寒热吗？

【病例故事】张先生，33 岁，平时身体挺健康的，可昨日不小心受凉后就出现了发烧、肚子痛、拉肚子等症状，自行服用退烧药和止泻药，但是最终因为实在疼痛难忍就来医院就诊了。医生诊断为"寒邪内阻"证，采用"驱寒温里，理气止痛"的方法，予"良附丸合正气天香散加减"后症状缓解。

腹痛是临床上非常常见的一种症状，患者常因"胃痛""肚子痛""小腹痛""肚脐痛"就诊，导致腹痛的原因有很多，比如急性阑尾炎、急性胰腺炎、急性胃肠炎、消化不良、肠梗阻、宫外孕、消化性溃疡、结石、肿瘤等，涵盖内科、外科、妇科疾病。而在中医上腹痛是指以胃脘以下，耻骨毛际以上部位发生疼痛为主要表现的一种脾胃病证，是需要进行辨证论治的。

中医学认为，腹痛的病因病机不外乎寒、热、虚、实、气滞、血瘀等六个方面，外邪入侵、饮食所伤、情志失调、跌仆损伤，以及气血不足、阳气虚弱等原因，引起腹部脏腑气机不利、经脉气血阻滞、脏腑经络失养，均可发生腹痛。它们常常相互联系，相互影响，或相因为病，或相兼为病，病变复杂。因此腹痛的证型也非常多，如寒邪内阻、湿热积滞、饮食停滞、气机郁滞、中虚脏寒。其中它们与"寒热"的关系也非常复杂，"寒"与"热"可以是病因，也可以是病证，甚至有些病证是寒热错杂型。

当患者腹痛发作时，应先与外科腹痛、妇科腹痛区分开，之后再考虑辨证治疗。中医上腹痛的治疗以"通"为大法，实则泻之，虚则补之，热者寒之，寒者热之，滞者通之，瘀者散之。当然腹痛在临床上是一个可大可小的毛病，患者不应该掉以轻心，应尽快去正规医院进行诊疗。

12. 食欲不振与进食生冷食物有关吗？

【病例故事】刘女士，22岁，2天前进食凉西瓜之后就出现肚子痛、反复拉肚子、胃部反酸水、恶心、四肢冰冷的症状，甚至胃口下降、吃不下饭。于医院就诊，医生给予散寒温中的药物，嘱清淡饮食，忌生冷油腻辛辣食物。一周后，刘女士又回到了"吃嘛嘛香"的状态了。此时刘女士就很疑惑了，吃坏肚子为什么还会导致没有胃口呢？原来啊，刘女士是因为进食生冷食物，寒邪入体后导致的"食欲不振"。

食欲不振简单来说就是进食欲望降低，也是俗话的"没胃口"。短期的食欲不振多是因为消化不良，如进食油腻食物，暴饮暴食或心情低落影响食欲等，经过短时间休息，放松心情，饮食调整即可恢复。长时间食欲不振，临床上会考虑是否由于器官疾病所导致，比如说常见的胃炎、溃疡病等。

中医根据食欲不振的病因、症状等进行区分。比如刘女士这种进食生冷食物后，出现腹痛、拉稀、反酸嗳气、食欲不振、畏寒肢冷等症状，为寒邪侵犯胃肠道，宜散寒温中、和胃进食，可服藿香正气丸、整肠丸等治疗。如果出现常发呆、不喜油腻食物、腹胀腹痛、口苦、排便不畅、大便粘腻臭秽等症状，为体内湿热导致，可清化湿热、导滞理气。如果出现面色黄白、身体消瘦、神疲倦怠、四肢冰凉、食欲不振等症状，为脾胃虚寒导致的全身虚弱症状，治疗原则为健脾和胃，可以服用附子理中丸、香砂六君丸或健脾丸等。如果出现饥不欲食、口渴喜饮、唇红干燥、大便干结、胃痛嘈杂等症状，为胃阴不足导致，即胃病长久不愈或热病后期胃功能尚未恢复，治疗为养阴清热、益胃生津。如果出现食欲不振、常有腹泻、身冷畏寒、四肢冰冷、面色黄白、口淡无味等症状，为肾阳虚证，治疗用温补肾阳的药物等。综上，平时要注重忌油腻饮食、忌吸烟酗酒、忌睡前过饱、注意锻炼、合理调配膳食纤维，远离"食欲不振"。

13. 黄疸分寒热（阴阳），表现各不同

黄疸是以身目黄染、小便发黄为主症的一种临床常见病证，可出现于各种急、慢性疾病过程中。西医学认为，黄疸是一种由于血清中胆红素升高致使皮肤、黏膜和巩膜发黄的症状和体征，涉及急慢性肝炎、肝硬化、胆囊炎、胆结石、消化系统肿瘤等多种疾病，是一种临床常见病、多发病。

中医学认为，黄疸有湿、热、寒、血瘀、脾虚等多种不同的病机，其中以湿邪为主，治疗以化湿利小便为根本法则。黄疸辨证以阴阳为纲，分为阳黄、阴黄。阳黄者，阳盛热重，湿从热化而致湿热熏蒸肝胆，其病机本质属阳热实证，有湿重于热或热重于湿及湿热并重等不同证型。阳黄临床表现为黄色鲜明；发病急，病程短；常伴有身热、口渴引饮、大便秘结、小溲赤涩不利；舌苔黄腻，舌质红，脉见弦数、弦滑或濡缓。阴黄多由寒湿所致，阴盛寒重，平素脾阳不足，湿从寒化而致寒湿为患，寒湿阻滞，淤滞肝胆。阴黄有寒湿阻遏、脾虚湿滞两种证型，其临床表现为黄色晦暗；发病慢、病程长；伴有脘闷腹胀，畏寒神疲，口淡不渴，舌淡白，苔白腻，脉濡缓或沉迟，一般病情缠绵，不易速愈。

中医学以整体观念、标本兼治为特点，在临床治疗黄疸中具有一定的优势，在辨证论治的基础上适当应用中药，往往事半功倍、疗效显著。

14. 一"泻"千里是受寒了吗？

【病例故事】李女士近期格外苦恼，总是动不动就拉肚子。尽管已是暑天，吃点水果、喝口冰可乐，甚至吹点冷风，立马就肚子痛忍不住去厕所。李女士实在受不了，跑去医院就诊，做了

肠镜也没发现什么器质性病变，被消化科医生诊断为"肠易激综合征"，推荐她来看看中医。

经过仔细询问，李女士除了拉肚子外还伴有乏力、食欲不振、腹部怕冷等症状，从中医的角度讲，这是脾胃虚寒的典型表现。这种情况与老百姓说的受寒腹泻还不太一样。咱们平时说的受寒腹泻多由外感寒湿之邪、寒湿直入胃肠所致，属于急性腹泻的常见病因。一般症见大便清稀无明显恶臭，腹痛伴有肠鸣，食少，或伴有畏寒，肢体酸痛等外感症状，可以适当服用藿香正气丸。像李女士这种脾胃虚寒体质的人，更容易感受寒湿之邪，导致"受寒腹泻"。这类患者平时大便即不成形，或饮食稍不注意即容易腹泻，反复发作，感受寒湿邪气后出现急性腹泻或腹泻加重，还会伴有肢倦乏力、形寒肢冷、腰膝酸软等症状，应该在健脾补肾的基础上，驱寒除湿。这类患者平时可以吃固本益肠片调养身体，急性发作时可以吃藿香正气丸。

临床还可以见到一种消化不良性腹泻——大便完谷不化，指大便清稀，夹有不消化食物残渣的腹泻，也就是吃的食物没有被完全消化就排出了体外。中医学认为，大便完谷不化多属于脾肾阳虚的表现。脾为先天之本，主运化水谷精微化生气血；肾为后天之本，主命门之火。肾阳不足，不能温煦脾阳，会导致脾阳不振。而脾阳若是久久虚弱，又会进一步影响到肾阳，导致肾阳虚衰。如果脾肾阳虚，火力不足，食物消化不了、吸收不了，就直接排泄出去。造成这种现象最直接的原因就是饮食过于寒凉，或者不注意保暖身体受寒等。平时要注意调养脾胃，不吃生冷，尤其是夏天不能毫无节制地吃冷饮、吹空调，损伤阳气。

另外，热也可以导致腹泻。这一类腹泻常见泻下不爽，粪色黄褐而臭，烦热口渴，小便短赤，肛门灼热，与受寒腹泻的症状形成鲜明对比。

腹泻虽是一种常见病，但有时又是一种较难治愈的病，其病因与饮食、体质、心情、环境等因素都有关系。平时要注意保暖、好好吃饭、作息规律、心情舒畅。如果长期腹泻，服用药物没有明显缓解，一定要到医院进行检查，排除肠道感染、炎症性肠病、肿瘤等器质性疾病。

15. 便秘是"上火"了吗？

便秘在生活中很常见，它带来的不仅是如厕的痛苦，同时还可能有肠道病变、痔疮肛裂、易引发心脑血管疾病等巨大隐患。那么便秘是怎么造成的呢？便秘都是上火吗？便秘都有哪些类型，又各自如何治疗呢？

便秘首先要排除炎症性肠病、肿瘤、疝、直肠脱垂等器质性疾病导致出口梗阻引起的排便障碍。病程在几年以上，病情无变化者，多提示功能性便秘。在普通百姓心中，便秘几乎都是上火导致的。遇到便秘的情况，总不免用番泻叶、大黄等猛药，以求迅速将大便"打下来"。刚开始或许有效，但效果往往会越来越差，而且脾胃受到攻伐，便秘也越发难治。其实便秘类型很多，大致有脾气不足，脾气结滞，肝气郁滞，肺气壅滞，肾火不济，液损肠枯，津亏肠燥，血虚不荣，火邪炽盛九种情况。火证导致的便秘常见大便干结，腹胀腹痛，面红身热，口干口臭，心烦不安，小便短赤，常与痔血并见，视其舌色正红，舌苔黄厚，皆属火象，可以适当选用芦荟胶囊、三黄片、黄连上清片等药物治疗。然而临床常见的便秘，尤其是长期便秘多年之人多属虚证，脾气虚推动无力、津亏肠燥、血虚不荣等情况更为常见，清热泻火之药只能雪上加霜，绝不能为一时之快而饮鸩止渴。平时便秘不严重者可以多加运动，多食黄瓜、蜂蜜、香蕉、萝卜等，严重者还是要去医院就诊，不能过用寒凉通便之品，损伤肠胃。

四、寒热与内分泌系统疾病

1. 三多（多饮、多食、多尿）是热吗？

我们仔细观察就可以发现消渴病患者平时饮水较多且多喜冷饮，吃饭时食欲旺盛、食量大，夏天比平常人更加怕热易出汗，小便颜色看起来更黄，口角容易生疮，且喜欢吃些冰凉的食物等等，从这些现象中可以看到热象的踪迹。

2. 血糖突然升高与寒热相关吗？

糖尿病患者如果大量吃甜食，暴饮暴食，或没有规范使用胰岛素，导致体内湿热积聚，有可能会导致血糖突然升高。有些老年患者在受寒后机体免疫力下降，出现感染征象，血糖也会突然升高，同时伴有食欲减退、恶心、呕吐、腹痛等临床表现，严重者出现嗜睡或昏迷休克、血压低、四肢冰凉等临床表现。所以对于老年人群来说，机体自身调节血糖的能力下降，气温过寒过热、饮食摄入过量都会出现血糖突然升高，此时大多有糖尿病酮症酸中毒可能。预防糖尿病酮症酸中毒的发生需控制血糖，还需监测血糖，才能够了解自身的血糖状况。大部分老年糖尿病患者平时不会对自身血糖进行监测，甚至血糖较高导致昏迷时，还不知道血糖的具体情况。如果患者或家属能够正确的自我监测，可积极进行处理，不会进展到较严重的状态。

3. 糖尿病出现手脚发麻是寒热引起的吗？

间断性四肢麻木、蚁行感、踩棉感，或肢体发凉、感觉减退和肌肉无力、四肢疼痛等表现，易导致皮肤损伤和感染，此疾病大多为糖尿病周围神经病变。其发生与患者的糖尿病病程、血糖控制水平、周围神经炎性细胞增多、氧化应激、缺血等因素相关。疾病早期症状为患者四肢末端麻木、发凉畏冷、痛觉过敏等感觉障碍表现，临床上患者肢体以冷痛者居多，灼痛者为少，所以手脚发麻与寒和热均有关系。中医学认为，脾主四肢，脾为病则四肢不濡，活动不利。《金匮要略·血痹虚劳病脉证并治》云："血痹，阴阳俱微，寸口关上微，尺中小紧，外证身体不仁，如风痹状，黄芪桂枝五物汤主之。"脾胃为中焦之枢纽，气血生化之源，中焦虚寒则血虚，肌表阳气推动无力则血脉凝滞，表现为身体不仁之症。临床上脾胃虚寒的患者常表现为倦怠乏力，食少纳差，面色萎黄，肢体麻木不仁，睡眠不佳，舌淡苔白，舌下络脉迂曲，脉虚细，用益气养血、活血通络之法，以黄芪桂枝五物汤加减。消渴发病，经久不愈，燥热内行，灼伤营血，耗气伤阴，煎熬津液，虚火凝液为痰，因中焦燥热，损伤胃气胃阴，终致痰气瘀阻。临床上见患者自觉手足心灼热感，不能覆被，覆被后灼热感加重，但扪之并无皮温升高、口干、舌红、脉细弦，宜补水制火方，以熟地黄、知母、山萸肉大补肾水，鳖甲、川牛膝、五味子潜阴火。可结合具体病变部位，进行临床药物的加减，其中麻木以上肢为主者，可加桑枝、桑叶、片姜黄、羌活等；麻木以下肢为主者，加牛膝、木瓜、独活、木防己等。还应酌情佐以通经活络、活血通脉之品，使脉道流利、经脉通畅，临床常用威灵仙、三棱、莪术，或蜈蚣、水蛭、地龙等虫类药物。

4. 糖尿病患者有心慌是热吗？

糖尿病患者心慌的原因有以下几点：① 低血糖，正在接受口服降糖药物或者胰岛素治疗的糖尿病患者，当进食不规律或者药物剂量过大时，可能会发生低血糖。低血糖最主要的症状是心慌、出汗、饥饿感等。糖尿病患者心慌发作时应当监测血糖，排除低血糖导致的心慌。② 当糖尿病患者合并心律失常时，可以出现心慌的症状，比如室性早搏、房性早搏、房颤等。③ 糖尿病患者当血糖长期控制不良时，很容易并发冠状动脉粥样硬化性心脏病，甚至心绞痛发作，也可以表现为心慌、胸闷等症状。④ 并发其他疾病，当糖尿病患者发生甲亢时也可以出现心慌的症状。

5. 糖尿病患者午后是自觉发热还是湿热？

糖尿病患者午后发热需要根据其当时的机体病机状态来进行辨证用药。糖尿病病理过程可分为郁、热、虚、损四个阶段。热证贯穿于糖尿病前期及并发症期发展过程的始终。随着病程发展又有郁热、实热、虚热之别，应有针对性地使用开郁清热、苦寒清热、甘寒清热及凉血清热等清热药。如在肥胖患者的前期及早期阶段，常由饮食不节或过食肥甘导致脾胃气滞，或因情志失调，肝气郁滞导致内热中满。此时热势尚轻，以郁滞为主，临床常以开郁清热为治疗原则，多用半夏泻心汤或大柴胡汤等辛开苦降，清热药选用黄芩、黄连、栀子等。病情发展至"实热"阶段，治疗重视清热泻火，使热去则津液自复。多表现为肝、胃、肠等脏腑里实热证，治疗以有热必清，除热务尽为原则。"肺胃热盛证"方用白虎汤或消渴方、泻白散加减以清泄肺胃、生津止渴；"胃火炽盛证"方用玉女煎加味以清泄胃火、宁心安神；"心火亢盛证"方用泻心汤合黄连阿胶汤加减以清心泻火、滋养心肾；"相火炽盛证"方用知柏地黄汤合镇肝汤加减以滋肾泻肝、清泄相火；清热药以重用黄芩、黄连、知母、黄柏、大黄等苦寒直折热势之品为特点，热清则无邪以伤津，阴液得以顾护。当疾病进入"虚损"阶段，热邪深入致阴虚燥热、气阴两虚、虚实夹杂之证。以咽干口燥、多食易饥、少气懒言、舌红少津、舌苔薄白而干或少苔、脉弦细数等为临床表现时，治疗原则重视清热养阴、益气扶正，多以玉女煎、增液汤等方剂随证加减，清热药常用兼备养阴生津功效的甘寒之品，如生地黄、天花粉、玄参、石斛等。

6. 糖尿病看东西模糊与寒热有关吗？

糖尿病看东西模糊相当于夜盲，晚上天黑的时候看不到东西。眼睛在中医中属于肝，我们能够清楚地看到东西是有肝肾精血的滋养，但由于肝肾之精下渗从尿排出难以滋养眼目，因此会出现这种情况。并发症的出现和消渴病热邪内盛关系密切，所以糖尿病的并发症与寒热中的热关系较为密切。

7. 妊娠期出现糖尿病是寒热不均吗？

妊娠期糖尿病被定义为妊娠前有潜在糖耐量减低或糖代谢正常，妊娠期间才出现或确诊的糖尿病，是妊娠期最常见的医学并发症之一。妊娠糖尿病孕妇血糖长期控制不佳，会增加后代出现糖尿病和肥胖的风险，同时还能导致母婴不良结局的发生或是提高母婴不良结局的发生率，如早产、流产、巨大儿等。妊娠期是女性特殊的生理时期，此时月经停止来潮，脏腑、经络精血下注冲任以养胎元。所以，妊娠期处于"脏气本虚，因妊重虚"的生理状态，体质特征表现为"阴血不足，阳气偏亢"。所以妊娠期出现糖尿病是"寒热"不均。孕期女性因血聚养胎和胎体渐长，本身处于相对阴虚阳亢的生理状态，如果既往有肝火上亢或肝气郁结，则孕期更易出现急躁、焦虑、抑郁情绪，气机不畅，郁久化火，使气血津液代谢失常；或思虑过度，心气郁结，气郁化火，郁热损阴，使津液耗损；津血同源，阴亏气滞而瘀血内生，瘀血阻滞日久化热，更易形成消渴，使血糖升高。"妊娠期糖尿病"病机以肾精亏虚、脾失健运为本，以气血津液输布代谢失常为标，与肝火、痰湿、瘀血等亦关系密切，各种因素最终导致"妊娠期糖尿病"的发生。肝郁化火、气滞血瘀是该病的重要诱导因素。现代医家以"补其不足为本，泻其有余治标"为原则，治疗以补肾养阴、健脾升阳治本，兼以疏肝、化湿、清热、活血治标，达到标本同治的目的，同时要注重消渴与安胎并举。

8. 甲亢患者多食反而体重下降是热吗？

甲亢属于中医"瘿病"的范畴，由于城市生活节奏加快及饮食睡眠的不规律，使得我国甲亢的发病率逐年升高且呈低龄化趋势，其中以中青年的女性患者居多。这类患者有一个共同的特点就是食欲旺盛但是体重不增。我们在前面讨论过瘿病的病因病机，其中肝气郁结、肝郁化火会使人容易烦躁易怒，同时肝火旺盛也会灼伤胃阴，使得胃火旺盛，所以患者会食欲旺盛，食量增大；同时脾胃又主四肢肌肉，如果肝气过于旺盛就会乘土而导致脾气亏虚，不能荣养肌肉，所以会体重下降、消瘦乏力。可见甲亢患者出现多食反而体重下降的情况与肝火有关，所以其与热关系密切。

9. 为什么得甲亢的人总是容易情绪激动？

甲亢患者由于体内甲状腺激素分泌过多，引发人体消耗加速，从而使患者出现多饮多食等症状。甲状腺素分泌过多，可致机体氧化过程加速，组织细胞处于高代谢状态，同时神经系统兴奋性增高。一般患者出现眼凸，食欲亢进，体重下降，怕热、多汗、疲劳无力，休息或睡眠时脉率仍大于 90 次 / 分等症状。同时还可出现情绪不稳，易兴奋，遇事往往不够镇静，易激动，易怒，好与人争吵；有时却因小事而出现情绪低落甚至悲哀哭泣，给人以喜怒无常的感觉，所以周围的人感觉其性格与一般人不一样。甲亢患者还比较容易出现一些精神障碍现象，不过目前对引发甲亢的精神症状机制不是很明显。有的学者认为甲状腺可使细胞对儿茶酚胺的感受性增高，同时使单胺氧化酶受抑制，因此影响了脑功能。有的学者却提出其发病与患者的病前性格有关，如敏感、急躁、紧张不安等。甲亢患者由于体质、病情程度的不同，也会出现不同程度的精神症状。当病症较轻时，很容易被误诊为神经症，从而加重病情的蔓延。

10. 甲亢患者常腹泻是与寒热相关吗？

有研究证明甲亢性腹泻发生机制与血中甲状腺激素程度呈正相关。由于甲状腺激素分泌过度，作为促动力激素产生的高代谢症候群，使肠蠕动加速，影响食物的消化与吸收而发生腹泻。患上甲亢之后，过高的 T3、T4 可使小肠传递时间明显缩短，甲状腺素和儿茶酚胺具有协同作用，高甲状腺素使儿茶酚胺作用增强、迷走神经张力增加，导致胃排空速率上升，肠收缩活动增加，引起小肠吸收不良。甲亢性腹泻一般具有以下特点：①无腹痛的反复腹泻，无夜间泻，无里急后重，伴有消瘦、心悸、多食、焦躁等症状。②肠道检查无器质性病变但肠蠕动加快。③抗生素无效而止泻药敏感。甲状腺功能亢进性腹泻，多因情志不畅，木横乘土，脾胃受制，运化失常而成湿；或素体脾虚湿盛，运化不利，复因情志刺激、精神紧张，均可致土虚木贼，肝脾失调，肠中之湿与郁火相搏，导致湿热互结，肠道传导失司而成泄泻。常表现为烦躁易怒，恶热汗多，口苦咽干，大便稀，次数多，泻下不爽。所以不管是从病机还是症状上来说，甲亢患者常腹泻与"寒热"密切相关。正如《金匮要略》云："见肝之病，知肝传脾，当先实脾。"可用黄芩、黄连等清热苦寒，善清里热之药，配以党参、白术、茯苓、白扁豆加强益气健脾之功，砂仁醒脾和胃等。

11. 为什么得甲亢的女性患者月经量少？

正常的月经周期是由下丘脑、垂体和卵巢三者之间的相互作用来调节的，任何一方面出现异常均可导致月经紊乱。下丘脑是内分泌系统的最高中枢，它通过分泌各种释放因子或释放抑制因子来支配垂体的激素分泌，垂体又通过释放促激素控制甲状腺、性腺等激素的分泌。甲状腺有促进生长发育及物质代谢的功能。足量的甲状腺激素能促进排卵。甲状腺功能亢进引起月经减少或闭经，原因可能有：①甲状腺的变化直接改变卵巢对促性腺激素敏感性，或由于全身新陈代谢异常使性激素的代谢失常。②甲状腺间接影响了下丘脑促性腺素释放激素的分泌，从而使 FSH 及 LH 产生与释放失调，影响卵巢的功能。临床中患甲亢的妇女超过半数会下丘脑－垂体－性腺轴功能紊乱，导致月经量减少，周期延长，甚则闭经，尽管大多数仍能够排卵，但其生殖能力会相对减弱。

12. 甲状腺结节形成也与寒热相关吗？

甲状腺结节是甲状腺细胞异常增生后在甲状腺组织中出现的团块。甲状腺结节非常常见，大多数甲状腺结节并不严重，也不会引起任何症状。在临床中，甲状腺结节进展为甲状腺癌的情况较少见。甲状腺结节是西医病名，中医称之为"瘿病""瘿瘤"等。瘿病是由于情志内伤、饮食及水土失宜等因素引起的，以气滞、痰凝、血瘀壅结颈前为基本病机，以颈前喉结两旁结块肿大为主要临床特征的一类疾病。瘿病一名，首见于《诸病源候论·瘿候》。气滞痰凝壅结颈前是瘿病的基本病机，日久引起血脉瘀阻，以致气、痰、瘀三者合而为患。由于痰气郁结化火，火热耗伤阴津，而导致阴虚火旺的病理变化，其中尤以肝、心两脏阴虚火旺的病变更为突出。瘿病初起多实，病久则由实致虚，尤以阴虚、气虚为主，以致成为虚实夹杂之证，以理气化痰，消瘿散结为基本治则。肝火亢盛及火热伤阴者，则当以清肝泻火及滋阴降火为主。瘿病中证型属肝火炽盛者，症见颈前轻度或中度肿大，一般柔软、光滑、烦热，容易出汗，性情急躁易怒，眼球突出，手指颤抖，面部烘热，口苦，舌质红，苔薄黄，脉弦数，治以清肝泻火为法，方用栀子清肝汤合藻药散加减。证型属气郁痰阻者，症见颈前正中肿大，质软不痛；颈部觉胀，胸闷，喜太息，或兼胸胁窜痛，病情的波动常与情志因素有关，苔薄白，脉弦，治以理气舒郁、化痰消瘿为法，方用四海舒郁丸加减。证型属痰结血瘀者，症见颈前出现肿块，按之较硬或有结节，肿块经久未消，胸闷，纳差，苔薄白或白腻，脉弦或涩，治以理气活血、化痰消瘿为法，方用海藻玉壶汤加减。证型属肝阴虚者，症见瘿肿或大或小，质软，病起缓慢，心悸不宁，心烦少寐，易出汗，手指颤动，眼干，目眩，倦怠乏力，舌质红，舌体颤动，脉弦细数，治以滋养阴精、宁心柔肝为法，方用天王补心丹加减。

13. 激素用量过多后出现的满月脸与寒热相关吗？

中医学认为，糖皮质激素性温，味辛，归肺、脾、肾经，属温阳药，具有温补脾肾、温阳化气、回阳救逆等作用。《素问·阴阳应象大论》："壮火食气，气食少火；壮火散气，少火生气。"内源性糖皮质激素发挥"少火"的功能，对人体物质（糖、脂肪、蛋白质）代谢起着重要的推动作用，是人体生命活动的动力。外源性糖皮质激素应用中不良反应的出现则体现了"壮火食气，散气"的作用，损伤人体元气、精气，影响脏腑经络功能。外来阳热之品抑制体内阳气功能的正常运行，致使脾肾阳虚，阳虚失于蒸化，水液代谢失常，泛溢肌肤而发为水肿。所以激素用量过多后出现的满月脸与"寒热"密切相关。激素属阳热类药物，长期服用，阳热之气在人体蓄积，损脾伤肾，气机不通，阴液亏虚，清者不升，浊者不降，易导致瘀血、水湿等病理产物的停聚。患者临床出现满月脸、水牛背、向心性肥胖、痤疮、浮肿等症状，可归属于中医痰瘀互结证，故治疗常配伍化痰祛瘀类药物。若患者临床症状偏重于身体困重、大便稀溏、舌质淡暗、舌体有齿痕、苔腻等，治疗上常配合化痰祛湿类药物，如陈皮、半夏、苍术等。若偏重于口唇发绀、舌质暗红、舌下络脉曲张，治疗上多加活血化瘀类中药，如丹参、赤芍、鸡血藤等，必要时可使用虫类药物，如水蛭、蜈蚣。因脾主运化水湿，肾主水，推动和调控脏腑气化，故治疗上多采用健脾温肾利水法，以改善患者的临床症状。由于激素属辛温燥热之品，温肾壮阳时不可选大辛大热之品，意在微微生火，使患者肾之功能恢复即可。

14. 女子"七七"更年期之有人潮热，有人怕冷

更年期综合征是指妇女在绝经前后（多在 40～55 岁）由于卵巢功能衰退引起的一系列以自主神经系统功能紊乱为主，伴有神经心理症状的一组症候群。又称"围绝经期综合征""经断前后诸证"。

根据中医经典古籍《黄帝内经》记载"女子七七，任脉虚，太冲脉衰少，天癸竭"，其中"七七"指的是四十九岁，这一时期女性肝肾亏虚，精血衰少，前后正是更年期综合征好发期。其临床表现与"寒热"密不可分。肾中含元阴元阳，能够滋润、濡养机体各个脏腑器官。而更年期女性多肾阴不足或阴阳两虚，阴虚则内热，因而患者会出现"说来就来""说走就走"的潮热及晚上入睡后汗出（盗汗）等症状。除此以外，还有部分患者由于阴阳失调，肾水不能上济心火，心火不能下温肾水，出现足、腰和小腹等部位怕冷的现象。对于以肾阴虚、热证为主的患者，可以选用杞菊地黄丸、知柏地黄丸、坤泰胶囊等中成药，辅以百合、银耳、麦冬、桑葚、枸杞、黑豆等食疗；对于肾阴阳两虚或寒热错

杂的患者，可以选用二仙汤合二至丸等方药加减，同时艾灸关元、神阙、命门、足三里等穴位疗效更佳。

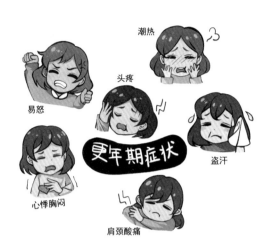

15. 胖人多湿（寒），瘦人多火

胖人容易出汗，比较怕热，但不代表其自身是"热"的。宋代《仁斋直指方·火湿分治论》提出"肥人气虚生寒，寒生湿，湿生痰，故肥人多寒湿"，意思是说胖人以寒湿体质为主，中医认为肥胖病机属阳气虚衰、痰湿偏盛，气虚阳虚为本，痰湿为标。治疗应以健脾益气、温阳补肾、祛湿化痰为主。痰湿体质者应该坚持长期运动锻炼，平时保持居住环境干燥，衣着透气散湿，经常晒晒太阳。在饮食方面以清淡为主，少吃肥肉及甜、黏、油腻的食物，可以多吃健脾利湿之品。具有减肥作用的中药有荷叶、何首乌、茶叶、山楂、莱菔子、泽泻、薏苡仁、苍术、番泻叶、海藻、茯苓、丹参、决明子等。

"瘦人多火"出自朱丹溪的《格致余论》，"吃不胖"的人主要是由胃火旺盛引起的，根源是阴虚，也就是体内津液少。这类人群特征是舌质很红、舌苔少、大便小粒而干结。对胃火旺盛的人，养生的关键是把胃火降下来，可以多吃些百合、银耳、麦冬、沙参、玉竹等滋胃阴的药材。为了促进消化吸收，在降胃火的基础上，还应该注意补脾。中医学认为，人之所以消瘦多因脾胃功能低下，气血不足所致。脾为后天之本，气血生化之源。脾胃健，气血盛，则肌肉丰腴，肢体强劲；反之则身体消瘦、肢体乏力。

五、寒热与泌尿系统疾病

1. 主"水"之官，肾寓"先天"（肾脏生理特性）

水是生命之源，肾作为人体中与水液代谢关系最为密切的脏腑，还兼有主司生长发育生殖的功能，是中医藏象理论中冠以"先天之本"的脏器。中医理论中蕴含着生命本源的"精气"就藏于肾中，《黄帝内经》云："生之来，谓之精。""夫精者，生之本。"强调说明肾中"精气"的充盈与否决定着人体先天禀赋的好坏，直接影响后天发育中应对病邪抵抗能力的强弱。无水则生命无源，水流则生机不腐。肾通过自身的蒸腾气化作用完成机体的水液代谢，将产生的各种代谢废物排出体外。肾之寒热不调则见水液代谢不利，就会出现水肿、尿量异常等病理表现。由于肾主司二便，因此往往可以通过观察排便过程中的某些伴随症状及二便的性质颜色变化来判断人整体的寒热状态，从而指导治疗过程中用药的寒热轻重。腰作为"纳肾之府"，很多出现在腰部的不适症状也可以通过从肾入手平寒热、和阴阳来解决。

2. 水肿分寒热（阴阳），表现各不同

　　水肿是体内水湿停留，面目、四肢、胸腹甚至全身浮肿的疾病。水肿是全身气化功能障碍的一种表现，主要病机为肺、脾、肾三脏功能失调，膀胱气化不利，其中以肾为本。《东垣十书》根据脾胃学说理论，将水肿分为寒热二型，寒者为虚，热者为实，并认为前者居多。《丹溪心法·水肿》将水肿分为阴水、阳水两大类，指出"若遍身肿，烦渴，小便赤涩，大便闭，此属阳水""若遍身肿，不烦渴，大便溏，小便少，不赤涩，此属阴水"。《医宗必读·水肿胀满》则以虚实为纲分辨水肿，提出"阳证必热，热者多实；阴证必寒，寒者多虚"。

　　水肿多以阴阳为纲，且需注意阴阳、寒热、虚实的错杂和转化。凡感受风邪、水气、水毒、湿热诸邪，证见表、热、实者，多按阳水论治；凡饮食劳倦，房劳过度，损伤正气，证见里、虚、寒证者，多从阴水论治。但阴水、阳水并非一成不变，是可以互相转化的。如阳水久延不退，致正气日衰，水邪日盛，可转为阴水；若阴水复感外邪，水肿增剧，标证占据主要地位时，又当急则治标，从阳水论治。

　　阳水是指外邪侵袭，腠理闭塞，或气机不畅而致水液泛滥，以面部先肿，肿势明显，按之凹陷即起，病体不虚，多属实证，治宜发汗、利小便及攻下等法。阴水多由脾肾阳虚而致，多属虚证。脾阳不运者发病缓慢，从脚先肿，渐及全身，按之凹陷（也就是俗话所说的"一按一个坑"）；肾阳虚衰者全身浮肿，腰以下尤甚，按之凹陷，治疗以扶正为主，多用温肾、健脾、益气、通阳之法。当出现水肿症状时，大家一定不要轻视，要及时到医院就诊，在医生指导下用药。

3. 眼睑肿是寒还是热？

上眼睑水肿是指眼部周围皮肤轻度隆起，外形肿胀突出，有时伴有疼痛感。上睑水肿经常发生在血液循环代谢能力差的人身上，导致血液循环系统不畅，来不及将体内多余的水分排出，水分滞留在微血管内，甚至回渗到皮肤中，便产生了上睑浮肿现象。除此之外，一些病理性因素也可以导致眼睑的水肿，比如急慢性肾炎、肾功能下降、心脏病、甲状腺功能性疾病及内分泌类病症均可引起眼睛浮肿。中医方面，眼泡肿一般指水肿。《素问·咳论》曰："此皆聚于胃，关于肺，使人多涕唾而面浮肿气逆也。"肺主治节，通调水道，风邪袭表，水湿寒邪趁虚而入，肺失宣肃，行水不力，则风水相搏，致水湿泛滥为肿。本病常表现为眼睑水肿不甚，可自行消退，常伴疲乏劳倦、嗜睡等气虚证候，辨证属肺脾两虚证，偏肺气虚。眼泡肿一般以虚寒为主，以温肺化气，利水消肿为基本治法，常选用五皮饮合五苓散加味化裁。方中茯苓皮甘淡性平，专行皮肤水湿，以奏健脾渗湿，利水消肿之功；泽泻利水渗湿；猪苓专淡渗利水；大腹皮行气消胀，利水消肿；陈皮燥湿健脾，薏苡仁健脾利水渗湿，白术补气健脾以运化水湿，三者合茯苓皮既可彰显健脾制水之效，又可奏输津四布之功；再佐以桂枝、炙黄芪化气以利水。

4. 腰痛是寒还是热？

腰痛是平时生活中常见的临床症状之一，腰痛在中医里属于"痹症"范畴，多因劳累过度、肾精亏虚，或因风寒湿邪外侵，日久气滞血瘀、脉络不通等造成腰府失养所致，正所谓"不通则痛，不荣则痛"。腰痛多由风、寒、湿三邪侵袭腰部所致，其中湿邪与腰痛关系密切，因此治疗多以祛风湿为主，又因寒热不同而分别治之。寒湿腰痛常表现为腰部冷痛重着，转身不利，逐渐加重，每遇阴雨天或腰部受寒后加剧，痛处喜温，得热则腰痛减轻，治疗以散寒除湿，温经通络为主，常用药物有干姜、甘草、丁香、苍术、白术、茯苓等。湿热腰痛多由风湿邪趁虚而入，又因患者素体阳气偏盛，从阳化热；或风寒湿邪痹阻日久，郁而化热所致。多表现为腰髋部弛痛，牵掣拘急，痛处伴有热感，每于夏季或腰部着热后痛感加剧，遇冷痛减，治疗以清热利湿，舒筋活络为主，常用药物有黄柏、苍术、防己、当归、牛膝等。对于腰痛，除药物治疗外，配合膏药敷贴、推拿、理疗等也可取得较好疗效。腰痛患者要注意避免腰部用力，必要时休息或戴腰托，以减轻腰部的受力负荷。根据腰痛的寒热情况，可局部进行热熨、冷敷等，慢性腰痛宜配合按摩、理疗促进康复。湿热腰痛慎食辛辣醇酒，寒湿腰痛慎食生冷寒凉食品。

5. 腿肿是寒还是热？

慢性下肢水肿是临床极为常见的疾病，多见于中老年人，该病患者常伴有高血压、糖尿病、静脉曲张、血管炎、淋巴病变、术后病变等基础疾病，也有无明显诱因和并发症而单纯下肢水肿者。常见表现为双侧下肢水肿，晨轻暮重，久站久坐后加重，可有胀痛不适，活动后减轻，多伴有皮温增高、局部发红、皮下结节等，病久后往往有皮肤色素沉着。目前西医多认为该病由静脉功能下降所致，可能由静脉管壁变薄致承载压力下降，造成管腔进一步增大而发生下肢水肿；也可能由静脉瓣功能下降，不能发挥作用而导致静脉血不能正常回心，从而引起水肿。中医学认为，该病属水肿范畴，可分为阳水和阴水。在《金匮要略·水气病脉证并治第十四》也可看到"诸有水者，腰以下肿，当利小便；腰以上肿，当发汗乃愈"的言论。腿肿诱因可由受寒引起，但是本质是由于脾肾虚寒而致。脾失健运，升清失职，津液输布障碍，而产生水湿等病理产物。肾主水，具有调节全身津液代谢的功能，津液代谢依赖于肾的蒸化与固摄作用。消渴日久，脾肾两虚加重，脾失转运，肾失开阖，水湿内停，水液泛滥于肌肤，故出现下肢水肿。下肢水肿日久，瘀肿化热而成热毒。中年人平素喜静少动，双下肢广泛水肿且伴有胀感，压之凹陷，晨轻暮重，久站久坐后加重，活动后减轻，可伴有夜尿频数或夜尿清长，大便稀溏，舌淡胖，可有齿印，脉应手而不足，常为濡脉、涩脉、沉脉等，治则为健脾补肾、温阳利水，方用五苓散加减。舌淡暗或紫暗，苔黄，少津，舌底脉络瘀滞明显，脉应手，不畅，以结脉、代脉、涩脉多见，治则为清热解毒，化瘀通络，方用五味消毒饮加减、桃红四物汤以化瘀通络，脉络通畅则热毒更易去除，配伍通络走窜之品，如全蝎、地龙等。

6. 前列腺增生是寒还是热？

前列腺增生是中老年男性的常见疾病之一，因腺体增生肥大壅堵尿道，从而引起尿频、尿急、排尿困难、血尿等临床症状。随着老龄化的进展加快，前列腺增生患者也逐年增加。中医没有"前列腺增生"一词，在中医里我们称之为"淋证"或"癃闭"。中医学认为，男子40岁以上，肾气渐衰，膀胱开合失司，加之情志失调肝失调达而致痰瘀互结致病。前列腺增生患者虽然临床表现多有不用，但是以"寒、热"为纲，便可对其有全面清楚的认知。热证患者常见小便频数，灼热，刺痛，小腹拘急不适，尿色黄赤，可伴有口苦、便秘等症，苔黄，脉滑数，治疗宜清热解毒，利湿通淋。常用方剂有尿感汤、八正散等，主要用药有土茯苓、忍冬藤、薏苡仁、萹蓄、瞿麦、滑石、木通、车前子、乌药、王不留行、甘草、灯芯草等。寒证患者常见尿频、尿急、尿痛同时伴有畏寒肢冷，大便溏薄，舌苔白，脉沉无力等阳虚症状，治疗宜温肾暖肝，行气利湿。常用方剂有暖肝煎等，主要用药有当归、枸杞、肉桂、小茴香、干姜、乌药、沉香、茯苓等。

前列腺增生不是单纯的"寒"或者"热"，在临床上要注意区分，治疗除温清外，也要注意软坚散结、活血化瘀、疏肝理气。生活中大家遇到尿频、尿急、尿痛等症状时，要及时到医院就诊，在医生指导下进行治疗。

7. 夜尿多是寒还是热？

正常成人夜间排尿一般为 0～2 次，尿量为 300～400mL，约为 24 小时总量的 1/4～1/3。随着年龄增长，白天尿量与夜尿量的比值逐渐减少，至 60 岁时比值约为 1∶1。若夜间排尿次数和尿量明显增多，甚至超过白天尿量，则称为"夜尿增多"。引起夜尿增多的原因有很多，如睡前大量饮水，喝浓茶、咖啡，服用利尿剂；精神高度紧张导致睡眠比较浅，膀胱稍有尿意就会频繁起夜；前列腺增生、慢性肾功能不全是常见的导致夜尿增多的疾病；高血压、糖尿病也会因为肾小动脉硬化、肾脏浓缩功能的减退而出现夜尿增多。中医学认为，尿液是人体津液代谢的产物，其形成和排泄与肾和膀胱等脏腑密切相关。"肾与膀胱相表里"，肾气虚、肾阳不足，则膀胱气化不利、开合失常，就会导致多尿甚至尿失禁。夜间阳盛阴衰，阳虚的症状加重，故而出现夜尿多，伴有尿频、小便清长、畏寒肢凉、腰膝冷痛等症状，常见于肾阳亏虚的老年人。因此夜尿多、频繁起夜和肾阳虚导致的尿频一样，应该服用金匮肾气丸、缩泉丸等温补肾阳的中成药，并配合艾灸调理。

8. 尿频是寒还是热？

正常成人白天平均排尿 4～6 次，夜间 0～2 次，若排尿次数明显增多，则为尿频。尿频可分为生理性与病理性两种。因饮水过多、精神紧张、天气寒冷或妊娠后期子宫压迫等引起的尿频为生理性尿频，特点是每次尿量正常，也不伴随尿急、尿痛等其他症状。由泌尿系统或其他系统疾病引起的为病理性尿频，如泌尿系统炎症刺激，尿路结石占位，前列腺增生或肿瘤压迫，糖尿病等均可引起尿频，这些疾病引起的尿频往往伴随尿量增多或减少，尿急、尿痛等症状。尿频看似是个小事儿，但轻者影响生活，重者干扰工作，影响夫妻感情。中医学认为，引起尿频的病因病机多样，"寒"和"热"均可引起尿频。寒者多为肾阳虚衰导致，"肾主水司二便"，尿液的贮藏和排泄虽在膀胱，但尿液的生成和排泄必须依赖肾的调控，肾阳虚衰则膀胱气化失司，从而出现尿频而小便清长的症状，甚至遗尿，或伴腰膝酸软、畏寒肢冷、神疲乏力等虚寒证的表现。可以服用金匮肾气丸、缩泉丸等中成药，同时艾灸关元、气海、神阙、肾俞、中极等穴位加以调理。平时饮食可以多吃一些温补肾阳、固摄缩尿的食物，如韭菜、莲子肉、芡实等。热者有实热有虚热。实热为人体感受湿热邪气后，湿热之邪随水液代谢途径下注膀胱，导致膀胱气化失常，从而出现尿频而黄、尿急、尿道灼热甚至尿痛的症状，或伴有便秘、口渴等热证表现。可以服用八正散、四妙丸、三金片等中成药，配合薏苡仁、赤小豆水调理。虚热为肾阴不足，虚火妄动，扰及膀胱，导致膀胱气化失常，从而出现尿频而短黄，伴颧红口干，骨蒸劳热，腰膝酸软，头晕耳鸣，虚烦不寐等症状。可以服用六味地黄丸、知柏地黄丸等中成药。

9. 尿急是寒还是热？

尿急在西医学中常对应以下几种情况：① 炎症：急性膀胱炎、尿道炎，特别是膀胱三角区和后尿道炎症，尿急症状特别明显；急性前列腺炎常有尿急，慢性前列腺炎因伴有腺体增生肥大，故排尿困难，尿线细和尿流中断。② 结石和异物：膀胱和尿道结石或异物刺激黏膜产生尿频。③ 肿瘤：膀胱癌和前列腺癌。④ 神经源性：精神因素和神经源性膀胱。⑤ 高温环境下尿液高度浓缩，酸性高的尿可刺激膀胱或尿道黏膜产生尿急。中医学认为，尿急可对应淋证，淋证是指因饮食劳倦、湿热侵袭而致的以肾虚，膀胱湿热，气化失司为主要病机，以小便频急，滴沥不尽，尿道涩痛，小腹拘急，痛引腰腹为主要临床表现的一类病证。"诸淋者，由肾虚而膀胱热故也。"淋证的病位在肾与膀胱，且与肝脾有关。其病机主要是肾虚，膀胱湿热，气化失司。肾与膀胱相表里，肾气的盛衰直接影响膀胱的气化与开合。淋证日久不愈，热伤阴，湿伤阳，易致肾虚；肾虚日久，湿热秽浊邪毒容易侵入膀胱，引起淋证的反复发作。因此，肾虚与膀胱湿热在淋证的发生、发展及病机转化中具有重要意义。淋证有虚有实，初病多实，久病多虚，初病体弱及久病患者亦可虚实并见。实证多在膀胱和肝，虚证多在肾和脾。淋证可有热证的热淋，症状可见小便频急短涩，尿道灼热刺痛，尿色黄赤，少腹拘急胀痛，或有寒热，口苦，呕恶，或腰痛拒按，或有大便秘结，苔黄腻，脉滑数，治以清热解毒，利湿通淋为法，方用八正散加减。还可有偏虚证的劳淋，症见小便不甚赤涩，但淋漓不已，时作时止，遇劳即发，腰酸膝软，神疲乏力，舌质淡，脉细弱，治以健脾益肾为法，方用无比山药丸加减。

10. 尿血是寒还是热？

中医学认为，无论何种疾病引起的尿血，多因"热"扰血分所致，火热伤及膀胱脉络，血溢脉外，则随尿而出。少部分由脾不统血，肾失封藏，血不循经导致，这里不作为重点讲述。由于火热导致的尿血，有实火和虚火之分。虚火者由肾虚火旺导致，尿血多发病缓，病程较长，小便短赤带血，血色淡红，排尿时一般不伴有灼热急迫感觉，患者多伴有颧红潮热，头晕耳鸣，神疲，腰膝酸软的症状，治疗虚火尿血，主方是知柏地黄丸，患者平时应注意休息，避免过度劳累，宜多吃具有滋阴降火，益气摄血作用的食物，如用鳖甲煮汤，用薏米、枸杞、桑葚煮粥等。实火者由下焦热盛导致，尿血多发病急，病程较短，小便灼热黄赤，尿血鲜红而深，或伴有轻度尿频、尿急感。那下焦的热都是哪来的呢？第一种可能是风热感冒或者疮疡日久，热邪入里。应用小蓟饮子作为主方，清热泻火，凉血止血。第二种可能是心火下移。这种类型的患者多伴有心烦口渴，面赤口疮，夜寐不安等，应在主方基础上配合导赤散。第三种可能是肝火旺盛。这种类型的患者多急躁易怒，目赤肿痛，头痛耳鸣等，应在主方基础上配合龙胆泻肝丸。在日常生活中，应保持乐观的态度，避免情绪过激，以利气血运行调畅。

11. 尿路结石是寒还是热？

尿路结石是泌尿系统常见疾病。泌尿系统就像是人体的"下水道"，尿路结石就是因为各种因素而在泌尿系统这个通畅的水管里形成了一颗颗晶体。由于男性尿道相比女性尿道弯且长，所以男性发病多于女性，且多发于 20～50 岁青壮年。

临床上依据结石的部位，可分为上尿路结石和下尿路结石，前者包括肾结石、输尿管结石，后者包括膀胱结石、尿道结石。上尿路结石主要表现为突发的严重疼痛和血尿，可伴有恶心、呕吐。膀胱结石典型的临床表现为排尿突然中断，疼痛放射至远端尿道，伴排尿困难和尿频、尿急、尿痛。尿道结石主要表现为排尿困难，点滴状排尿，伴尿痛。根据结石的位置、大小和数量，采取不同的治疗策略。结石位置越低，数量越少，体积越小，则越倾向于非手术治疗。若结石引起梗阻、影响肾功能、无体外冲击波碎石条件、经非手术疗法无效者，应考虑手术治疗。中医认为本病的病位在肾与膀胱，结石的形成主要与"湿热"邪有关，病机总属"本虚标实"，即肾气不足，湿热邪气蕴结膀胱，尿中杂质受其煎灼而逐渐形成砂石，砂石停留日久可导致湿聚水停、气滞血瘀，又进一步助长下焦湿热的滋生，形成恶性循环，导致砂石数目越来越多，个头越来越大。因此中医采用清热利湿、通淋排石的中药配合针灸排石化石。可用的中药方剂和中成药有石韦散、八正散、四妙丸、石淋通片等。还有大名鼎鼎的化石排石中药，合称"三金"——金钱草、海金沙和鸡内金，可以水煎代茶饮。在日常生活中应大量饮水，多运动，促进砂石排出。饮食宜清淡，少食含草酸盐、钙高的食品，如浓茶、啤酒、巧克力、菠菜、油菜、海带、牛奶、虾皮、芝麻酱等。

12. 尿路感染是寒还是热？

尿路感染常表现为尿频、尿急、尿痛等膀胱刺激征，根据其临床表现将其归属为中医学"淋证"范畴。关于"淋"的病因病机，古代医籍中早有论述。《诸病源候论》云"诸淋者，由肾虚而膀胱热故也""寒淋者，其病状先寒战而后尿是也""由肾气虚弱，下焦受于冷气，入胞与正气交争，寒气胜则战寒而成淋，正气胜战寒解，故得小便也"。由此看出，无论是寒热邪气，均能引起淋证，其本在于肾气亏虚，气化功能及防御作用下降，感受外邪，引起淋证。湿热蕴结下焦是淋证基本病理变化，湿热秽浊之邪从下入侵，热蕴膀胱而发为淋证，湿热既是基本病机，亦是发病的外因，贯穿疾病始终。淋证急性期多因饮食不节、情志失调、劳伤久病等引起，导致脾肾两虚，酿生湿热，湿热蕴结下焦，膀胱气化失司发为本病。此时患者可伴有明显小便频数短涩，灼热刺痛，尿黄赤，舌偏红，苔黄腻，脉滑数等症状，应以清热解毒、利湿通淋为法。急性期经治疗后邪实得缓，症状趋于平稳，病程进入缓解期。缓解期临床症状往往不典型，尿路刺激症状减轻或消失，以乏力、口干、腰酸等正虚症状为主，以扶正固本为要务，应滋清并用，标本兼顾。恢复期尿路刺激症状消失，尿检完全转阴即进入恢复期。此期虽无临床表现，但机体正气尚未完全恢复，仍需巩固疗效，防止疾病复发。而对于慢性尿路感染患者，特别是老年女性，肾气不足是导致机体免疫力降低的重要原因，是疾病发生的病理基础。尿路感染是由于受到病原体侵袭所导致，肾气不足的时候，病原体会快速生长繁殖，导致发病，也就是中医方面所谓的"肾阳虚寒"因素。有研究结果显示，通过对慢性尿路感染患者进行补肾治疗，使患者的肾虚情况得到纠正，与此同时，患者机体的免疫力也得到了明显提升，抗病能力更强，这对于疾病治疗十分有利，可以达到标本兼治的目的，预防复发。

13. 蛋白尿是寒还是热？

蛋白尿是慢性肾脏病主要表现之一，因各种原发或继发性因素损伤肾小球的滤过作用和肾小管的重吸收作用，导致血浆白蛋白从肾小球滤出，当量超出近端肾小管重吸收能力时就形成了蛋白尿。尿蛋白的量与肾实质损害存在一定关系，直接影响慢性肾脏病的转归和预后，与肾脏结局的风险呈线性相关。中医学认为慢性肾炎蛋白尿的发生与"寒"和"热"均密切相关。"寒"主要是"以肺脾肾气血阴阳功能虚损"所致。"热"包括外感风邪、内生湿热之邪、血瘀之邪。病因病机错综复杂，但归根结底为本虚标实之证。本虚为肺脾肾三脏亏虚，尤其是脾肾两脏亏虚，标实为外邪侵袭及内生之邪。其中标实之邪包括外感风邪、内生湿热之邪、血瘀之邪。肾为先天之本，具有固藏收摄精微物质的功能，肾阳虚寒不能固摄，蛋白随尿液外漏即形成蛋白尿。肺失肃降，脾气亏虚，运化失司，不能升清，肾气不固，破坏了水谷精微在体内正常布散和代谢，导致水谷精微不循常道而外泄，从而产生蛋白尿。肺脾肾亏虚，水液运化失司，内生水湿、湿热之邪。湿性重浊、黏滞，致使排泄物秽浊不分、精微物质外泄故导致蛋白尿产生。热邪常见，因水湿停聚，日久化热，或感受热毒，湿为阴邪，容易损伤阳气，阳虚不能温通脉道而涩滞不畅故致瘀。健脾补肾是治疗慢性肾炎蛋白尿的基本大法。补肾以益气养阴为主，慎用温燥之品，辅以养阴收涩、益肾固精之药如金樱子、芡实。补脾用党参、黄芪益气健脾，山药益气养阴兼补肺脾肾，茯苓、白术健脾利水。蛋白尿与脾肾关系密切，病位在中下焦，多用车前草、金钱草、黄柏等清利下焦湿热，多用法半夏、苍术，少佐黄连、黄芩以清中焦湿热。若湿热胶着，日久伤阴，配伍玄参、石斛以养阴。如湿热灼伤血络致血溢脉外，见血尿，则配伍小蓟、白茅根以凉血止血。

六、寒热与肿瘤

1. 寒热与肿瘤发病有关吗？

中医学认为肿瘤可以划归"积聚""癥瘕""癌病"等范畴，其发生发展与寒热密不可分。《内经》《难经》皆从寒论积（肿瘤）。如《灵枢·百病始生》曰："积之始生，得寒乃生。"《素问·举痛论》曰："寒气客于小肠膜原之间，络血之中，血泣不得注于大经，血气稽留不得行，故宿昔而成积矣。"《难经·五十五难》曰："积者，阴气也。"由此看出，阳虚阴寒、血气运行凝滞是导致肿瘤发病的重要原因。

其次，"癌毒"被认为是肿瘤发生发展过程中的关键病理因素，有寒毒和热毒之分。饮食不当，偏嗜肥甘厚味或烟酒之品会影响脾胃运化水谷精微，聚湿生痰，日久郁而化热，酿生热毒；若偏嗜生冷之品则会伤及脾胃阳气，中阳不足，日久则寒毒内盛。再者，久病或年老体虚、纵欲过度、过劳过逸、情志过极也会耗损人体的阳气或阴精，阳气不足则无力推动津血运行，气血郁滞，易造成痰饮、瘀血等有形实邪积聚局部，而阴精不足则阳易偏亢，脏腑功能失调，细胞增殖无度进而可能引起肿瘤的发生。此外，到了肿瘤发展的后期，人体往往处于正虚邪实、寒热错杂的阶段。

2. 寒热与肿瘤微环境

肿瘤微环境是指肿瘤细胞存在的周围内外环境，包括肿瘤细胞、细胞外基质、基质降解酶、炎性细胞因子等，具有免疫抑制、高凝、酸性、慢性炎症等特征。从热的角度而言，有研究显示，湿热可能通过上调炎性细胞（白细胞、$CD4^+T$ 细胞、$CD4^+T$ 细胞等）及炎性因子（肿瘤坏死因子、白介素 -1、白介素 -6 等）表达进而修饰肿瘤微环境。此外，湿热还可能对机体的糖代谢、脂类代谢、氨基酸代谢、代谢产物清除等多条细胞信号通路有直接或间接的干扰作用，在加速肿瘤生长和转移的同时，也会增加耗氧量，导致缺氧的肿瘤微环境。从寒的角度来讲，阳虚生寒，既往研究发现寒证患者的 T 淋巴细胞、B 淋巴细胞、自然杀伤细胞等活性下降，监视作用减弱，甚至可能产生免疫抑制因子，使免疫系统失衡，形成免疫抑制微环境。此外，寒客血脉，血气凝滞容易滋生痰瘀之邪，这与西医学认为的肿瘤细胞诱导血小板活化聚集进而激活凝血系统，形成高凝微环境在本质上是类似的。

3. 寒热与肿瘤的中医辨证

寒热是中医八纲辨证的基本法则之一，辨明寒热有助于辨别疾病性质，指导临床应用药。辨寒热主要是根据患者口渴与否，二便、汗出情况，形体冷热，局部红肿热痛与否，舌脉等进行辨别。

寒证临床表现为口不渴或喜热饮，畏寒怕冷，四肢欠温，小便清长，大便不成形或泄泻，舌质淡，苔白，脉沉紧或沉迟。阴盛或阳虚均可表现为寒的证候，故寒证有实寒证、虚寒证之分，但肿瘤病寒证多为素体阳虚或久病内伤，阳气耗伤或年老肾虚之虚寒证。常表现为肢冷蜷卧，痰、涎、涕清稀，形体浮肿，气短纳差，小便清长，大便溏，口淡，面色㿠白，舌淡苔白而润，脉沉迟无力等。例如食管癌、胃癌、结直肠癌虚寒证患者多表现为饮食不下，泛吐清水或泡沫涎液，腹部冷痛，喜温喜按等。

热证临床表现为渴喜冷饮，低烧或自觉发热，烦躁不安，面赤，痰涕黄稠，甚至局部红肿热痛，溃烂流脓，小便短黄，大便干结，舌红苔黄，脉数等。阳盛和阴虚均可表现为热的证候，故热证有实热证与虚热证之分。肿瘤实热证常由热毒内蕴，或湿热交杂，或病久化热等引起，其临床表现因病情而异。虚热证常见于肿瘤后期，为久病阴津耗损，或放疗化疗后，热伤津液所致。例如胆囊癌、胰腺癌热证患者多表现为发热，上腹硬块疼痛难忍，目肤黄染，口苦咽干，烦躁失眠，舌红苔黄脉数等。

此外，还有的肿瘤患者可出现寒热错杂证，主要包括上热下寒、上寒下热等。例如部分胃癌术后患者由于脾胃功能严重受损，可表现为胃脘部隐痛，得温可缓，喜热食的虚寒证，同时伴有口干口苦、舌苔根部黄腻等热的症候。

4. 寒热与肿瘤的中医治疗

中医在肿瘤的治疗方面具有减毒增效（减轻放化疗不良反应，增强机体免疫力）、提高生活质量、防止复发和转移等优势。其中，清热解毒治法和温阳散寒治法在肿瘤治疗中占据重要地位。以气分实热为主者宜用清热泻火药，如石膏、知母，以血分实热为主者宜用清热凉血药，如牡丹皮、赤芍等，属瘀血化热者宜配活血化瘀药，如丹参、红花、莪术等。此外，白花蛇舌草、蒲公英、半枝莲、山豆根、汉防己等中药不仅能够清热解毒，还兼有抗肿瘤的效果，因此临床中十分常用。若以虚寒证为主者可选用黄芪、附子、肉桂、鹿角胶、杜仲等中药温阳散寒，同时也可配合艾炷灸、艾条灸、督灸和脐疗等中医外治疗法来补养人体阳气，以助抗癌。

对于放疗引起的放射性食管炎和放射性肺炎，临床多选用清热养阴类的方剂，如竹叶石膏汤、沙参麦冬汤等。若化疗后出现食欲不振、恶心、呕吐等消化道反应时，可选用四君子汤、附子理中丸等温补脾阳的方剂，若出现白细胞降低等骨髓抑制反应时可选用右归丸等温补肾阳的方剂。

5."冷肿瘤"和"热肿瘤"：免疫治疗有"温度"

近年来"冷肿瘤"和"热肿瘤"这两个字眼开始逐渐进入大众视野。人们不禁会问："什么？肿瘤还分冷热？难道要用温度计去量一下肿瘤的温度吗？"其实，肿瘤分"冷""热"源于肿瘤免疫治疗领域。"冷肿瘤"指的是无免疫源性的肿瘤，即肿瘤组织中没有或者只有很少的免疫细胞；而"热肿瘤"是指肿瘤微环境中免疫细胞浸润多。当用显微镜观察肿瘤组织时，可以发现在"热肿瘤"细胞的周围聚集了一定数量的免疫细胞，如 T 细胞、B 细胞、巨噬细胞等。因此，在免疫治疗时，通过药物支援"热肿瘤"周围的免疫细胞能够使其杀灭肿瘤细胞，而"冷肿瘤"周围或存在较少免疫细胞，或因免疫细胞的惰性，各种"单抗"类的免疫药物并不能成功调动其发挥抗肿瘤作用，因此也常常需要联合手术、放化疗、靶向药等才能产生一定的效果。

6. 肿瘤也怕热——"杀瘤利器"高温消融

高温热消融技术包括射频消融、微波消融等。射频消融是将一根特制的高科技射频针（仅铅笔芯粗细），在超声、CT 或腹腔镜等技术的引导下，穿刺到肿瘤的中心区域，通过高频交变电流使肿瘤组织内离子发生高速震荡，互相摩擦，将射频能转化为热能，使得将肿瘤及其周围 0.5 ～ 1.0cm 的组织升温至 60 ～ 120℃，"炭烤"肿瘤细胞使其"灰飞烟灭"。目前临床广泛将其应用于肝癌、肺癌、肾癌、乳腺癌、甲状腺等实体瘤的治疗。

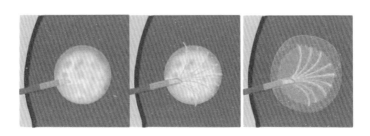

微波消融在操作流程上与射频消融类似，但它在微波针的某一点上含有"微型微波炉"，可将微波这种高频电磁波作用于人体肿瘤组织，肿瘤组织因吸收大量的微波能而迅速产生大量的热量，当温度升高到 100℃ 以上时，肿瘤细胞会发生凝固性坏死。目前主要应用于肝肿瘤（单发病灶 ≤ 5cm；3 个以下的多发病灶，最大病灶直径 ≤ 4cm；无门静脉癌栓或肝外转移）的消融。

相较于传统的肿瘤手术，肿瘤消融技术具有更加高效、安全、低成本、适应症广、创伤小、并发症少、可重复治疗的优势。

7. 肿瘤也怕寒——"杀瘤利器"冷冻消融

冷冻消融术是指通过低温技术冷冻病变组织，从而达到原位灭活肿瘤组织的方法。从基于高压气体节流制冷的单一冷冻消融，到基于氩氦刀的新型复合式冷热消融，冷冻消融术持续迭代升级。相比于热消融术，冷冻消融术因不产生大量热扩散效应，具有消融边界清晰、创伤较小、患者疼痛感轻而不需要全麻且并发症较少等优势。此外，冷冻消融术能够最大限度地保留肿瘤灶的抗原活性从而有效启动抗肿瘤免疫反应。但也存在一些不良反应，例如术中插入冷冻消融探针时误穿血管引起出血、冻伤周围脏器、术后发热等。氩氦刀冷冻手术多为局麻，可在 B 超、CT、磁共振引导下进行经皮穿刺，将氩氦刀刀头准确穿刺进入肿瘤体内，布针完毕后首先启动氩气产生制冷作用，迅速将病变组织冷冻至 -170 ～ -140℃。持续 15 ～ 20 分钟后，关闭氩气，再启动氦气，此时会加热处于超低温状态的病变组织，使病变组织温度从 -140℃ 上升至 20 ～ 40℃ 从而施以快速热疗。此种冷热逆转疗法，对病变组织的摧毁更加彻底。这一技术适用于除空腔脏器外的所有实体肿瘤治疗，如肝癌、肺癌、肾癌、卵巢肿瘤、子宫肿瘤、胰腺癌、乳腺癌、前列腺癌和各种软组织肿瘤等。

8. 肿瘤患者如何度过"寒冬"？

肿瘤患者往往体质虚、不耐寒，如何在寒风凛冽、草木凋零的寒冬里保养正气、顺应自然是极其重要的话题。肿瘤患者冬季养生应该注意以下几点：一是"多睡会"，《黄帝内经》提到"冬三月，此谓闭藏……早卧晚起，必待日光"。因此肿瘤患者应该保证充足睡眠，有利于阳气潜藏，阴精蓄积。二是"多穿点"，在经过手术、长期化疗后，肿瘤患者免疫功能受损，抵抗力下降，因此一定要增加衣物，注意保暖，减少外出，防止邪气入体。如果出现畏寒怕冷的现象，可用桂枝、红花、艾叶、干姜各 10g 热水泡脚。此外，也可以用艾条熏烤足三里、关元、神阙等穴位。三是"适度活动"，在病情允许的情况下，可以在室内或阳光充足、温度适宜的天气里练习太极拳、五禽戏、八段锦等中医传统健身项目。四是"调畅情志"，肿瘤患者应保持精神的安宁，并及时调摄不良情绪，含而不露，使体内阳气得以潜藏。五是"饮食均衡"，在遵守"低脂肪、适量优质蛋白质和碳水化合物"总体原则的同时，多进食富含维生素的食物。此外，也可在医生的指导下选用适合自身体质的膏方或代茶饮，切忌盲目进补。

七、寒热与皮肤系统疾病

1. 观皮损，辨寒热

　　皮肤覆盖全身，不仅是保护人体免于外界致病因素的第一道屏障，也是反映人体内部健康状态的"晴雨表"。皮肤病最大的特色就是"发于内而形于外"，也就是说，皮肤及其附属器因内在的遗传或免疫因素、脏腑功能影响，而呈现直观的局部损害（以下简称皮损），有时还伴随瘙痒、疼痛等异常感觉。

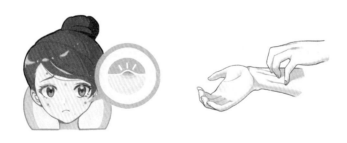

　　与内科疾病不同，皮肤科的疾病相对直观，有经验的医师可以通过特征性的局部皮损进行初步诊断。某知名导演患有白癜风，其皮损表现为大小不同、形态各异的白斑；中年妇女最厌恶的黄褐斑，则是由于色素沉着而在面部呈现局限性的褐色斑；可导致患者剧烈疼痛的带状疱疹，其皮损为成簇水疱，多成带状分布；顾名思义，牛皮癣的皮损状如牛项之皮，肥厚坚硬，呈苔藓样；银屑病的皮损为红斑上覆盖多层松散的银白色鳞屑等，这些都是皮肤科医生常见到的皮损表现。

　　通过仔细观察皮损的特点及询问患者的感受，可以辨别皮损局部的寒热性质。"寒主凝滞，热盛肉腐"，同样是"肿痛"，若肿而不硬，平塌下陷，皮肤颜色苍白或紫暗，无光泽，触之皮肤清冷，患者诉疼痛和缓或隐痛、酸痛，热敷压按可得缓解，多为寒性，常见于冻疮、脱疽、寒痹等。若高肿突起，肿势急剧，皮肤颜色鲜红，皮薄光泽，甚至伴有脓疱、溃疡、糜烂等，患者感觉焮热疼痛，得冷痛减，则多为热性，常见于丹毒、发（急性蜂窝组织炎）、急性湿疮等。正确辨别局部寒热并处以适当的治疗后，可以缩短病愈所需时间，反之则为抱薪救火，造成患者额外的痛苦。

要注意的是，皮损局部的寒热不能代表患者整体的寒热，如急性湿疹发作的患者，其皮损表现一派热象，但患者可能是脾胃虚寒的体质，此时若因局部的热象而处以清热解毒的口服汤药，可能会见到局部症状的短暂缓解，但苦寒药损伤脾胃后容易出现腹泻、不思饮食，乃至皮疹更加频繁地发作，实属饮鸩止渴。

正因为许多皮肤疾病的局部"寒热"与整体"寒热"不一致，中医外治法才得以发挥它的独特魅力。中医外治法可使药物直达病灶，作用迅速，并且无须拘泥于患者整体的"寒热"，只需根据局部的皮损表现加以辨证治疗。即便是不同的皮肤疾病，只要局部的辨证一致，便可使用相同的外治方法。

皮肤疾病多数是因为机体日久失调而形成的局部病变。单从局部入手，并不能取得良好的效果，从整体辨证入手往往能发现皮肤病的"深层"原因，但又不可只重视整体辨证而忽略局部辨证。所以，内治法与外治法同样重要，将两者相互结合才能够取得最佳疗效。

2. 皮肤炎症与热可以画等号吗？

不可以。

炎症是机体对于刺激的一种防御反应，基本表现为红、肿、热、痛和功能障碍。可以由感染因素引起，也可以由机械刺激或某些疾病等非感染因素引起。汉语本无"炎症"一词，它是最早在中国翻译西医西药书籍的传教士——英国人合信（Hobson，1816-1873）将英语单词 inflammation 创造性地翻译而成的。在英语中，inflammation 本是用于指代因感染、机械损伤或某些其他疾病导致的局部红肿热痛现象，也兼有燃烧的意思。在合信的著作《西医略论》中，专门设有"炎症论"一章对该词汇加以阐释："若身体间一处不安，其处血运流更急，微丝管发大，血内之轮叠聚而至，愈聚愈多，遂壅塞于管径之内，此管被停血所逼，血内明汁肉丝等物渗出管外，积聚肉中。其肉渐红渐肿，渐觉热痛，名曰炎症（西国方言曰炎法美顺，译为炎热之意，故名曰炎症）。"此处所谓的"炎法美顺"即 inflammation 的音译。后来，合信使用"炎"字翻译各种有"-itis"后缀的单词，也就有了今天熟知的"肺炎""肝炎""肾炎"等病名。

"-itis"系列词汇下内涵相当丰富，大多都不具备红肿热痛表现，被误判为属"热"的可能性相对较低。如果只讨论 inflammation 的部分，从局部的红、肿、热、痛表现来分析，炎症似乎确凿属"热"无疑。但问题并非如此简单，如果炎症与热可以画等号，那么寒凉药应当对炎症有确切的治疗效果。临床经验则告诉我们，服用寒凉药并不能解决所有炎症。

这是因为，在中医学视角下，病有所谓的"标""本"，分别指表面病征和病征源头。炎症毕竟只是对表面病征的概括，虽然是明确的热象，但治疗上不捉住"病根"是不会取得出色疗效的。皮肤科临床上对于急性期和亚急性期局部红肿热痛较明显的皮损，口服或局部应用寒凉药可以取得一定短期效果，甚至治愈。但对于慢性皮损来说，即便具备西医标准下的红肿热痛表现，如果仔细判断，往往能发现色泽紫暗、肿势平塌、热势和缓、疼痛隐隐等特点；或者皮损局部虽鲜红焮热，但有舌色淡黯，脉沉紧等阴寒表现。在治疗上需要将寒性药和热性药进行巧妙配伍，标本兼顾，从而解开外热内寒或寒热错杂的证候。如果想当然地把炎症与"热"画等号，忽略患者的实际表现，盲目使用寒凉药物，就是典型的"治标不治本"，可能反而造成病情加重。

3. 易过敏体质究竟是寒是热

有些人在生活中经常发生不明原因的过敏反应，比如容易莫名地打喷嚏流清涕、眼结膜肿痛、全身瘙痒、抓后局部隆起风团、起成片的小水疱等，到医院就诊时，往往会被指出属于易过敏体质。虽然体质学说是中医学的特色，但易过敏体质并不是一个中医概念。如果以中医学视角去观察，易过敏体质患者还可以细分为多种体质。

轻微的过敏症状大多表现在皮肤、口鼻黏膜及眼部，即处于中医理论中属"表"的部位，与"里"相对应。而这一部位的疾病多责之于人体卫表的防护力虚弱，不能抵御外来邪气。在中医理论中，卫表能力的强健要有内部脏腑功能的正常运行作为后盾。食物在胃中腐熟，而后由脾的运化作用成为精微物质，再通过肺的输布作用将其中一部分宣散到体表腠理，为抵御外邪提供物质和能量。在处于同样的环境条件下，正常人不会发病，而易过敏体质者产生症状，说明其腐熟水谷、运化精微、输布宣散的生理功能出现了异常。腐熟能力异常者属寒，轻者有口淡、不思饮食、少量进食即饱胀或饥饱感觉不明显等，重者则腹泻、恶心、呕吐食物颗粒完整。运化和布散能力的异常较为复杂，且与怒、喜、思、悲、恐等情绪因素关系密切，多属寒热错杂。情绪影响着体内气血津液的流动，局部的气机郁滞可以导致运化和布散能力失常，早期没有明显的寒热划分；若卫表失于温养日久，则逐渐表露寒象；而局部气机郁滞日久或阴血消耗过多都可化热，因虚实不同，分别呈表寒里热和阴虚燥热，治疗尤需谨慎。

其实，明辨寒热后正确治疗固然重要，但调畅情志和节制饮食也是相当重要的调护措施。说到底，很多病的"病根"之所以不能除去，正是因为日积月累的生活习惯未曾变化，即使能用一时的手段改善，将来总要故疾复萌。保持健康的生活规律才是真正的无价良药。

4. 是否可以概括地说"皮肤病慢性的属寒，急性的属热"？

从一般情况上来说，疾病病程缓慢者属阴，常由寒性病邪导致，而病程迅猛者属阳，常由热性病邪导致。另外，通常把皮肤疾病焮红热痛者归为属热，色白漫肿者归为属寒。因此有人提出"皮肤病慢性的属寒，急性的属热"这种简便的判断法则，这一法则是否正确呢？

其实，这句法则确实可以涵括绝大多数情况。但要论正确性，尚有缺憾，是可以举出反例的。譬如冻疮，即便在急性期，其病性也是属寒；而带状疱疹（中医称为蛇串疮）往往留有后遗神经痛，迁延缠绵，而其病基本特性属热。又如湿疹、荨麻疹慢性者都可以急性发作，有的是湿热夹杂在肌肤如油面相裹相缠，有的是卫气衰少不能抵御侵袭体表的风寒邪气，更加不能用单一的寒、热来进行评价了。正因为疾病寒热属性具有相当的复杂性，在治疗上有时也要灵活处理，中医提倡在口服药配伍上注意用药的层次和脏腑归属，在遇到单凭改变配伍方法难以解决的矛盾时，可联用外用药或针灸、按跷等治法。

总体上看，可以概括地说"皮肤病慢性的属寒，急性的属热"，但心中要存有"凡事常有例外"的意识，多加思考。真正的中医学思维绝不是"削足适履"式地将一切事物简单地划分成两个对立阵营，而是提倡具体问题具体分析，如实认识患者的状态，才是取得满意疗效的前提。

5. 预防冻疮，让你的手脚耳过个暖冬

【病例故事】每到初冬或早春季节，张大娘就开始为长冻疮发愁。即使穿了厚厚的衣服，还是逃脱不了长冻疮的命运。瞧瞧隔壁刘大婶穿得也没自己暖和，怎么人家就从来都不长冻疮呢？真是同人不同命！长了冻疮，脚趾就会肿得像红萝卜，又痛又痒，想抓挠又抓不得，难受极了。听人说用橘子皮和热水泡脚，家里也买了许多止痒的药膏，试了试都没多大用处，到了冬天该长冻疮的地方还是长了，真是让人苦不堪言。今年冬天，冻疮又准时来张大娘脚上"报到"了，大娘思来想去，觉得还是应该上医院去看看比较稳妥。我们一起来听听医生是怎么说的吧。

冻疮主要是因为天气寒冷、潮湿引起局部血液循环不畅，导致局部皮肤发生的异常炎症反应，主要表现为局部暗紫红色斑块，伴肿胀、疼痛和瘙痒，严重者还可出现水疱、皲裂、糜烂或继发感染，愈后留有色素沉着和疤痕。冻疮好发于手指、足趾、足跟、耳朵等部位，多见于儿童、妇女、老年末梢血液循环不良的人群。中医学认为，冻疮好发于体质阳虚之人，外感寒湿，局部阳气不能温煦，气血运行不畅，肌肤失养，则产生冻疮。中医学对冻疮具有相当丰富的治疗经验。有一则流传甚广的传说：东汉时期医圣张仲景为怜惜耳朵生冻疮的百姓而创制了"娇耳"这种食物，逐渐演变为今天的饺子。这虽然只是传说，但张仲景确实有一首著名处方——当归四逆汤，功擅养血通脉、散寒止痛，可用于治疗四肢逆冷，临床常用于治疗冻疮，是中医最悠久也最受推崇的处方之一。总之，要以益气养血，温通经脉，散寒止痛为原则进行口服药配伍，外治则可用药浴、温敷散寒温经，必要时还可加用油膏生肌止痒。

普通人说到冻疮时多半是在使用中医的冻疮定义，也就是说，同时指代了西医学的冻疮和寒冷性多形红斑两种疾病。西医学把

因寒冷引起的局部皮肤反复红斑、肿胀性损害定义为冻疮，而寒冷引起的局部丘疹、水疱、虹膜状皮损定义为寒冷性多形红斑。两者的防治原则一致，只是寒冷性多形红斑一般要配合口服扩张末梢血管的药物，根据具体病情，有时还加用抗组胺药。中医则对两者不做区分，都给予内服和外用药物。

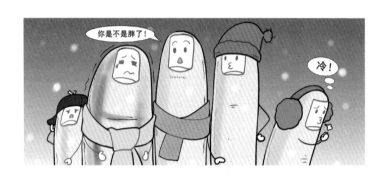

对于冻疮反复发作而不愿口服药物的患者，一定要做到积极预防。首先应注意保暖防冻，可以预先在皮肤上涂抹凡士林或者冻疮膏。其次，要戴好手套、口罩、围巾等保暖工具，穿好鞋袜。注意手套和袜子不可太紧，避免影响血液循环。还需注意保持保暖工具的干燥，一旦受潮及时更换。此外，平时可常按揉容易长冻疮的部位，保持局部血液循环良好。最后，坚持锻炼身体，提高身体的抗寒能力，促进全身的血液循环。"正气存内，邪不可干"，保证体内有足够的正气，一定能够顺顺当当地走过寒冬。

6. 与冻疮相对应的是"热疮"吗？

冻疮是因寒冷而成，那么，与之相对应的由高温而成的皮肤问题该叫做什么呢？"热疮"？

在中医学中，热疮一词用于指发热或高热过程中皮肤黏膜交界处发生的急性疱疹性皮肤病。虽然是"热邪"所致，但与物理学上的温度无关。而和物理温度有关的主要有两条：一是突然接触高温物体导致的烫伤；二是由于长时间闷热导致的热痱，俗称痱子。

热痱，又称汗疹、热疹等，是夏天最常见的皮肤病之一。每到夏天，宝妈们网上讨论最多的就是怎么预防和护理这个问题：小宝宝腋下、腹股沟莫名出现密集的小红疹，重者甚至在疹子上出现"白头"，哭闹不已，虽然是小毛病，也足以令全家人为之忧心。这是因为宝宝的排汗功能并不完全，如果在夏季或湿热环境下不注意及时擦汗的话，很容易会堵塞"毛孔"——从专业角度而言，是角质栓阻塞了小汗腺导管，导管破裂汗液外渗则损伤表皮细胞，造成局部炎症，表现为皮肤上出现的小水疱、丘疹等，可伴有轻、中度瘙痒、疼痛；局部的细菌借机大量繁殖，加剧炎症反应，因而可能造成灼痛，甚至出现白色脓头。发生于真皮的深痱需配合口服药物治疗，但一般表浅部位的痱子在环境通风降温后，是可以自然消退的。

对于预防本病，大多可以从以下几点着手：

（1）衣着宽松透气，材质以棉、麻、蚕丝等天然纤维为好，避免穿合成纤维材质的紧身衣物。

（2）保持皮肤清洁干燥，在夏天湿热的季节到来前，坚持在颈部皱褶、腋下、腹股沟等重点部位外扑痱子粉。

（3）住处或工作场所宜通风降温，避免过热。

（4）出汗后勤洗澡，及时更换衣服。

对于已经出现的痱子，没有化脓破口的皮疹可以使用炉甘石洗剂；已经化脓的可选择用薄荷、黄连、苦参等煎剂外洗，总之以清凉、燥湿止痒为原则。

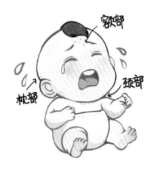

7. "鬼剃头"的寒热属性

【病例故事】小张今年28岁，是一名程序员，经常在熬夜敲代码时，点烧烤和啤酒的外卖犒劳自己。有一天起床后，她发现头发掉了一大把，后脑勺有一块头皮露了出来，这一小块儿头皮还发红发痒。小张以为脱发是因为吃的没有营养，于是鸡鸭鱼肉乱补一通，也没见效，加上工作压力大，更是烦躁不已。来医院就诊后，医生说这不是单纯的脱发，这叫"鬼剃头"，补是没用的，关键在于清热。什么是鬼剃头呢，为什么说要清热治疗？

少年白头、青年脱发、中年谢顶……头发时刻向我们发送着关于健康的信号，抱着牺牲的精神倔强地提醒我们身体的状态。90后已经加入脱发大军，时常感叹头发日渐稀疏。若脱发不是"日渐稀疏"，而是像小张一样"突然发生"，呈斑块状成片脱落，且脱发区皮肤光滑变薄，伴有红痒，边缘头发松动，易拔出，拔出时可见发根萎缩，看起来就像一个上粗下细的感叹号（！），这就符合中医的"油风脱发"表现，俗称为"鬼剃头"，相当于西医的"斑秃"。

　　中医学认为"发为血之余"，头发脱落，总归是失于濡养。导致头发失于濡养的原因有很多，如老年人肝肾不足，精不化血，头发就会渐渐稀疏；孕妇产后气血两虚，就会大量脱发；情志不畅或者局部外伤后气滞血瘀，也会导致发丝失于濡养，而成脱发。而像鬼剃头这样"突然大片"的脱发主要和"热"有关。或过食辛辣油腻，或因熬夜或者肝郁化火，损耗阴血，血热生风，风热上窜头顶，从而导致毛发失于阴血濡养而突然脱落，中医称"血热风燥证"。这种类型的患者常有头部烘热的感觉，头皮局部瘙痒泛红，伴有心烦易怒，急躁不安，故事中的小张是典型的热象表现。治疗要注重内服与外治结合，汤剂配伍宜以养血消风为法，外洗方则宜疏风清热止痒，可辅以梅花针叩刺，促进生新发。

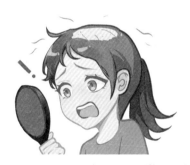

　　有些患者没有明确的热象表现，或确属受风寒所致，一定要具体问题具体分析，不可照搬古人养血消风、清热止痒的治疗法则。在发病期间要加强头发护理，不染发、烫发，减少对头发的进一步损伤。注意控制甜食摄入，多吃些富含维生素的食品。保持心情舒畅，忌烦躁、动怒。祝愿大家都能拥有健康浓密的秀发。

8. 漆疮与寒热

【病例故事】小王一家三口最近搬了新家，墙面专门刷了儿子喜欢的淡蓝色漆，搬来的旧家具也进行了维修补漆。但是搬来没几天，儿子就哭闹说浑身痒，并且四肢出现了红斑、丘疹，脸上也成片地发红。这是为什么呢？

这是一种接触性皮炎，即因皮肤或黏膜接触某些外界致病物质（漆）所引起的皮肤急性或慢性炎症反应。中医根据接触物质的不同及其引起的症状特点而有不同的名称，如因贴膏药引起者，称为膏药风；接触马桶引起者，称为马桶藓；因漆刺激而引起者，称为漆疮。

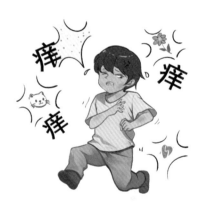

这类皮炎由"特殊毒邪"引起，其特点是发病前均有明显的接触某种物质的病史。由于患者禀赋不耐，皮肤腠理不密，在接触漆或者染料、橡胶、花粉、宠物毛发、室内装饰物甚至化妆品等物质后，使毒邪侵入皮肤，蕴郁化"热"而发病。体质因素是本病发病的主要原因，接触同样的物质，禀赋不强者出现皮疹，体质强者则不发病。所以小王和妻子作为成年人，体质好，没有任何不适，儿子的抵抗力比较弱，于是就引发了接触性皮炎。

接触性皮炎一般呈急性发病，常见于暴露部位，如面、颈、四肢等。皮损一般以红斑、丘疹为主，鲜红肿胀，边界清楚，多局限于接触部位，严重者有水疱、糜烂等。患者自觉灼热瘙痒，或有发热、心烦、口渴等症状。根据皮损特点和患者症状表现可以认为，这个毒是"热"性的。

出现接触性皮炎后，最重要的就是避免再次接触过敏物质，否则治疗无效。内治法以清热祛湿止痒为主，具体需到医院就诊。外治法根据皮损特点用药，皮损以红斑丘疹为主者，可用炉甘石洗剂外搽，还有一种土办法是生螃蟹捣碎外敷；有糜烂渗液者，可用清凉油乳剂外搽。患者不宜用热水或肥皂水洗澡，避免摩擦搔抓，禁用刺激性强的外用药物。患病期间忌食辛辣、油腻、鱼腥等发物。若与职业暴露有关者，要加强防护措施。

9. 长痤疮只意味着"上火"吗？

【病例故事】小丽妈妈带着 19 岁的小丽，一进诊室焦急地跟医生说："医生，您看看我姑娘的火气也太大了，长了满脸的痘痘，我给她吃了好多下火药，为什么这痘痘也不见消退呢？"

痘痘医学术语称为"痤疮"。长痤疮就意味着"上火"吗？痤疮是一种常见的皮肤疾病，是毛囊皮脂腺炎症的表现，往往表现为颜面、胸、背等处的充实性丘疹，可挤出白色碎米样粉汁。青春期时皮脂分泌旺盛，且皮脂腺导管内代谢物容易堵塞，发作痤疮的几率较高，所以老百姓也称本病为"青春痘"。在日常生活中，有些人习惯用痤疮来指代一切毛囊皮脂腺炎症，其实医学领域中还要根据炎性丘疹的发病部位、致病菌的种类、病程时间、是否伴有毛细血管扩张等不同将其分为痤疮、毛囊炎、玫瑰痤疮等不同疾病，治疗方法上也存在不同。不过，单纯就"青春痘"而言，是不是可以说都是因为上火呢？

《黄帝内经》中有这样的记载："汗出见湿，乃生痤疿。"大意是说，人体热气如果没有完全发散尽时，受到湿邪阻遏，则会郁滞在皮肤，热气郁滞程度严重者容易成为痤疮、疖肿，程度轻微者则容易起痱子。因此，长痤疮的确与"热"有关，但必须有"湿"作为呼应，否则也难成气候。如果一吃辛辣食物就起痤疮，大多数情况是因为身体内部积攒了太多的"湿"，才会稍加引动就势若燎原。

那体内的"湿"是从何而来呢？中医学认为，脾胃是负责人体营养代谢的中枢，可以将食物化解为更加精细的营养物质并送到全身各处，如果这种能力变得迟缓或者营养摄入过多，就会出现精细营养物质未能被合理利用，荒弃堆积的情况，也就成为"湿"甚至"痰"。可以想见，化解、输送都是属于阳的特性，与堆积的阴性相反。因此，体内"湿"邪多就是阳不足的反映。如果以为痤疮就是单纯的上火，使用寒凉药物压制，只会进一步损害脾胃之阳，恶性循环。所以，长痤疮可以说是上火引起的，但绝不仅仅意味着火热。

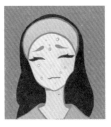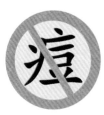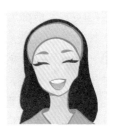

10. 湿疹分寒热吗？

【病例故事】小吴今年四月去了一趟南方，住了三五天，回家后发现手臂上出现了几个红色的小疙瘩，一开始只是在两只手臂和脖子上出现，直径只有 2～3mm，有独立的，也有成片连起来的，小吴没放在心上，但是半月后一开始长出来的小疙瘩并没有消退，并越来越痒，抓挠后出现皮屑，并且在肚子上也出现了同样的红疹，晚上睡觉的时候痒得很难受。小吴到医院就医，医生告诉他，他才知道原来这是湿疹。

湿疹，中医学称之"湿疮"，是一种过敏性炎症性皮肤疾患。因皮损总有湿烂、渗液、结痂而得名。其临床特点是皮损对称分布，多形损害，剧烈瘙痒，有渗出倾向，反复发作，易发展成慢性等。根据病程可分为急性、亚急性、慢性三类。急性湿疮以丘疱疹为主，炎症明显，易渗出；亚急性湿疹是介于急性湿疹和慢性湿疹中间的过渡阶段，常发生在急性湿疹炎症减轻之后，或急性期未及时适当处理，拖延时间较久而发生亚急性湿疹，皮损以小丘疹、鳞屑和结痂为主，仅有少数丘疱疹或小水疱及糜烂，亦可有轻度浸润，自觉剧烈瘙痒，易反复发作；慢性湿疮以苔藓样变为主，易反复发作。本病男女老幼皆可发病。

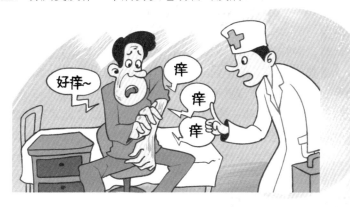

　　临床上为方便交流，常把湿疹大致分为寒湿型及湿热型。寒湿型湿疹的湿多由寒而生：人体遭受外来寒邪，则正气受损，以致阴有余而阳不足，脾胃运化之力渐缓，则湿气日渐蓄积；湿热型湿疹的湿则多由于饮食、情志不调导致：进食过多肥甘厚腻之品，行过多深思忧虑之事，都会削弱脾胃运化之力，导致气机郁结不行，使湿气留滞；若有辛热饮食化火，或有心肝被引动之火掺入其中，则成为湿热邪气，胶结难解。

　　如果患者被判断为湿热型湿疹，该使用大量清热解毒燥湿药物吗？这种做法是不可取的，也是经典的治标不治本——治病必本于阴阳，不是本于寒热。寒热只是阴阳的众多表现形式之一，并不一定是疾病的主要矛盾。湿疹治疗还是要以治"湿"为主。无论寒湿型还是湿热型，湿疹的病机根本在脾胃阳气虚弱，湿邪留滞。而脾胃以阳气为本，从长远上看，过用寒凉不但无益于化解湿热，反而容易损伤脾胃阳气，留为后患。若要培护正气完固如初，还需灵活运用芳香化湿、健脾除湿、渗水利湿、活血祛湿、温阳化湿、清热燥湿诸法。

11. 荨麻疹分寒热吗？

　　【病例故事】30岁的王女士自上学时发过一段时间荨麻疹后，就很久没有再尝过这般滋味了。这天，时尚弄潮儿王女士穿着短裙出门，和许久未见的姐妹相聚，聊得开心便喝了点小酒。这个季节昼夜温差大，聚会结束后天色已晚，王女士走在路上被冷风吹得直打哆嗦，出门前也忘了带件外套。走了一会儿王女士忽然感到浑身瘙痒，仔细一看，胳膊上、腿上都出现了大片大片的风团。回想起上学那会儿的经历，王女士感到一阵惊慌，便匆匆赶到医院。医生告诉她这是寒冷性荨麻疹，许多女性朋友本身体质敏感又坚持"要风度不要温度"，就容易出现这种情况。王女士只听说过荨麻疹，却不知荨麻疹还分为好几种呢。

　　寒冷性荨麻疹，顾名思义，指的是荨麻疹的一种特殊类型，在接触冷空气、冷水或其他寒冷物质后，接触部位的皮肤或黏膜迅速出现瘙痒性水肿，皮肤可出现风团。有些患者会提到自己无法使用冰箱——开冰箱门瞬间扑面而来的冷气总是让她又肿又痒。严重者甚至伴有头痛、胸闷、心悸、寒战、呼吸困难等症状。寒冷性荨麻疹可分为先天和后天两种类型，先天型与遗传有关，大多持续终生；后天型病因不明，目前认为与细菌和寄生虫感染、精神紧张、甲状腺疾病等众多因素有关。

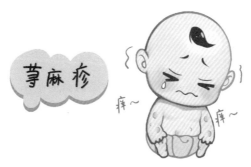

　　"寒者热之，热者寒之"，在重视寒热划分的中医学视角下，对"寒"敏感的寒冷性荨麻疹一般要用温热的方法治疗，常用方剂包括麻黄汤、黄芪桂枝五物汤等。不过，在运动、紧张、进食热饮或酒精饮料后因躯体温度升高而发作的胆碱能性荨麻疹却并不能简单归为属"热"，其辨证多为寒热错杂，基本可归为风热搏结、血虚风燥和卫阳不固等几种类型，需详辨虚实层次，分别治以疏风清热、养血消风、益气固表和调和营卫。若一味用清热方法治疗，则疗效不佳。不可仅用寒凉法处理，这是因为中医学的寒热并不仅仅指物理温度的高低，我们要收集舌、脉、面色等信息，询问饮食特点、常见发作时段等信息后进行辨证分析以推断寒热。若仅凭对冷空气敏感还是对热空气敏感一条来定疾病的寒热属性，则未免失于武断，这应当引起中医学爱好者们的重视。

12. "虫子"叮咬、疥疮分寒热吗？

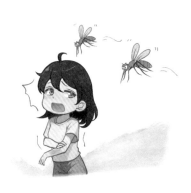

【病例故事】今年暑假，张同学和同学们去郊外爬山旅游，回来后发现身上躯干、四肢伸侧部位出现梭形风团上的丘疹、丘疱疹，并且该部位出现瘙痒、红肿热痛等。去医院皮肤科就诊后，医生诊断为"虫咬皮炎"，是被蚊、蜂等虫类叮咬，接触其毒液或虫体粉毛而引起的一种急性炎性反应或过敏反应，通常无全身症状，病程约 1～2 周，损害消退后，可遗留暂时性色素沉着斑。

从中医角度而言，其最常见的证候为热毒蕴结证，常表现为虫咬处瘙痒、红肿热痛等。若邪毒较盛，挠破后出血，毒邪深入机体，严重者可见紫斑，甚至局部脓疱、全身发热等症状。针对这种症状，应清热泻火、解毒消肿。

那张同学该怎么处理呢？首先清热解毒的中药外用可用于该病，有薄荷叶汁、清凉油、七叶一枝花酊等。薄荷味辛，性凉，无毒，具有清热解毒、疏风止痒作用，因此具有治疗小儿虫咬皮炎作用。七叶一枝花酊 [南制字（2015）F10002] 由七叶一枝花、黄连和冰片等中药组成，也具有清热解毒等功效。其次外用糖皮质激素软膏及炉甘石洗剂等也有很好的效果。

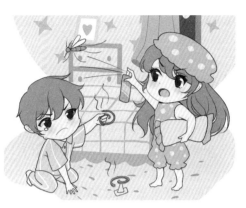

疥疮是由人疥螨引起的寄生虫感染，微小的疥螨钻入皮肤产卵，最终触发宿主免疫反应，以手指缝最为多见，亦常见于腋下、肘窝、脐周围、腹股沟、臀腿等处，甚则遍及全身，传播迅速，患处出现粟米样的丘疹和水泡，皮肤剧烈瘙痒（晚上尤为明显）。本病由接触传染所致，传染性很强，在家人或集体宿舍中往往相互传染，集体发病。

硫黄性热，其为古今治疗疥疮的特效药物，但并不意味着疥疮属于阴寒，临床上证型疥疮分为湿热毒聚型及血虚风燥型，中医辨证内服治疗原则以清热化湿解毒及养血润燥为法。

在平时起居日常中则需注意以下几点：

（1）注意个人卫生，勤洗澡，勤换衣。

（2）患者衣服、被褥均需煮沸消毒或在阳光下充分暴晒，以杀灭疥虫及虫卵。

（3）彻底消灭传染源，在家庭或集体宿舍里发病时应予分居，并积极治疗。

（4）接触疥疮患者后应用肥皂水洗手。

（5）改善环境卫生，对公共浴室、旅馆、车船的衣被用物应定期清洗消毒。

八、寒热与妇科系统疾病

1. "男人来自火星，女人来自金星"体现了人的寒热生理特点

美国作家约翰·格雷著有一本脍炙人口的两性关系小说《男人来自火星，女人来自金星》，阐述了男女不同的性格特点和处事方式。女性感性、柔弱、需要依赖，男性理性、刚强、独立自主，这与两性体内分泌的雌性激素与雄性激素比例密切相关。"不同的星球"正体现了二者的寒热特点：男性属阳、热，女性属阴、寒。

以上观点用于体质学说，可以理解为男性体质多偏于阳热质，女性体质多偏于阴寒质。女性一生中要经历经、带、胎、产四个重要阶段，大部分女性还需经历绝经后更年期的历程与转变。因此在体质上两者即有本质不同。

在经、胎、产的过程中，女性不断经历着气血的损耗与补充，比如每一次"大姨妈"的过程，临床中能看到不同女性会有不同的生理表现，这也是一次气血的丢失、更换与补充的过程，注定了其激素水平的不断波动而引起的不同寒证、热证表现；比如行经前女性经常出现烦躁不安、易怒、面部皮疹增多、失眠等热证表现，行经期则出现小腹部发凉、腰部怕冷等寒证表现；而行经后则迅速恢复，趋于寒热平衡的良好状态。因此了解女性的生理特性更有利于分析妇科各类疾病。

以上所描述的女性特点源于女性的独特生理器官：子宫、输卵管和卵巢。中医统称其为奇恒之腑"女子胞"。国医大师夏桂成教授认为在中医理论中"心（脑）-肾-子宫生殖轴"为其理论核心。西医学即"下丘脑-垂体-卵巢-子宫-阴道"性腺轴决定了女性的激素水平变化。不同的理论体系指导了不同的治疗原

则，而其核心都是调整寒热阴阳的平衡，西医学认为是激素水平的平衡。

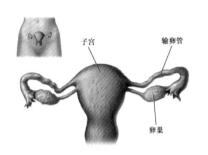

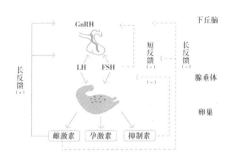

中医学从宏观角度，以"阴阳、寒热、气血、虚实"八纲为基础辨证论治。我们本次则从寒热理论出发，分析女性疾病的寒热变化特点及"'宫寒'是怎么来的？'宫寒'能怀孕么？白带到底是白色的好还是黄色的好？'阴道炎'是不是一定要清热解毒？"等这些临床常见的寒热问题。为您层层剖析寒热关系在妇科疾病辨证和治疗中的重要作用，同时根据男女寒热体质特点进行身心调理，可以取得事半功倍的效果！

2. 月经周期与寒热的关系

《妇科心法要诀·调经门》曰："女子阴类也，以血为主。其血上应太阴，下应海潮。月有盈亏，潮有潮汐。"讲述女子月经周期与月之盈亏、潮之涨落有密切关系，这也体现了人与自然整体的观念。最早阐述月经不调与"寒热"关系可追溯至《黄帝内经·素问》"天地温和，则经水安静。天寒地冻，则经水凝泣。天暑地热，则经水沸溢"提到的循月经周期调寒热。月经期间宜温而有泻，通而不藏，选药宜选温经活血、寒热平调之品，如仙鹤草、鸡血藤、山萸肉等药物。经末至排卵期前，阳气逐步旺盛，气血逐步恢复，胞宫藏而不泻，此时应于阴中求阳，凡气血不足、月经后期等表现为寒证者，均可在此时酌加二至丸、阿胶等益气养血之品配生黄芪、天山雪莲、肉桂、杜仲等阴中求阳，总则宜补。氤氲之时（排卵期）则表现阳气充足，此时极易受孕，因此可选择促排卵药物，如补骨脂、淫羊藿、巴戟天、菟丝子等，药性偏温，宜温宜通。经前期则为满月之时，气血旺盛，满而待泻，此时选药应注重因势利导，阳中求阴，理气活血。偏于热者，需酌加凉血止血药物，予白茅根、茜草；偏于寒者，需加入温经活血药物，如益母草、莪术、鸡血藤、泽兰。

3.痛定思痛话"痛经"

女性与男性最大的生理不同，即每月都要经历月经，中医叫作"月事"。然而部分女性却因为"疼痛"从心底害怕月经的到来，大部分痛经都发生于经期的前 1～3 天。随着月经量的减少与结束，疼痛自然缓解，从寒热的角度分析，痛经多与寒相关，也就是患者经常询问的"医生，我是不是属于宫寒呀"。

SOS
救救我的姨妈痛

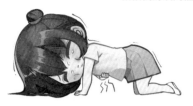

金庸笔下那个武功盖世的"小龙女"每天睡在寒玉床上，会不会也曾被"痛经"所困扰？国外留学生习惯了西方生活方式——每天喝冰水，在异国他乡也没有痛经呀？为什么我却总是忍受痛经的困扰？甚至影响了工作？

这就要从个人的体质说起，属气虚质、阳虚质、血瘀质的个体容易出现痛经症状，即偏寒性、偏血瘀体质的人容易出现痛经，而血瘀的原因有"因寒致瘀""因病致瘀"。"因寒致瘀"即是因为长时间受凉（经常饮食冷饮、长期工作于地下室、居住在阴面的房子、经期涉水）等种种原因导致体质阴寒，包括先天和后天因素。"因病致瘀"是由于先天性原因或手术后引起的瘀滞，如子宫内膜异位症、子宫腺肌症导致的痛经。

探索疾病的源头大多与寒相关，俗称"宫寒"，因此我们用药有了偏性，治疗痛经的药物多为温热散寒，行气散瘀之类。例如艾叶、小茴香、菟丝子、桑寄生、熟地黄、巴戟天、淫羊藿都属于温补肝肾的药物。虽然"宫寒"是我们经常说的口头语，而其本质认为是肝肾不足，尤其是肾的阳气不足引起的寒证。而当归、川芎、赤芍药、香附这些行气活血药也偏于温性，属理气活血药。

（1）根据疼痛的严重程度不同，会使用不同程度的药物。比如每次行经仅轻度隐痛，不影响学习和工作，建议从经前1周开始服用生姜红糖水至行经结束，也可以使用艾灸外熏、艾叶泡脚等一般性调理方法；疼痛时需要休息，无法进行正常工作的中等疼痛患者，则需要口服温经汤、艾附暖宫丸或苁蓉益肾丸等温补肝脾肾的药物，起到暖胞宫的作用；而重度疼痛患者一定要到医院确定疼痛原因，采用中西医结合或者针药并用治疗方可。下面这张图是常用来分析疼痛严重程度的 VAS 疼痛量表，参照它可以很快找到自己疼痛的程度呢！

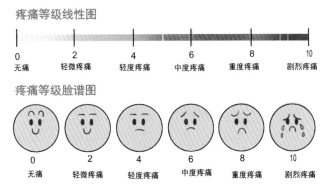

（2）根据经量、经色与疼痛的程度关系分析：如果行经时月经量较少，颜色呈暗红色，或者夹有血块，要同时加入理气活血药物。轻者玫瑰花、紫苏梗或者冲服少量的红花。严重者则使用莪术、三棱、地龙等活血力量更强的药物治疗。但对于月经量多，伴有痛经的人，要综合分析，权衡利弊，多为寒热夹杂证，需要酌加清热凉血药物治疗。

（3）根据全身症状与疼痛的程度关系分析：如果行经时乏力，气短，头晕，腰酸伴有疼痛，温补肝脾肾的药物最适合不过，而且在不来月经的日子里，也需要服用些补气的药物，如黄芪、太子参、党参、莲子肉之类，中成药包括补中益气丸、参苓白术散、当归补血丸等。如果行经时乳房胀痛、脾气急躁、头痛不适，那在不来月经的日子里，要服用些疏肝理气的药物，如玫瑰花、合欢花、陈皮，中成药包括逍遥散、柴胡疏肝散、木香顺气丸之类。

学完以上知识，我们回头看看，"小龙女"的寒玉床是不是还是属于极阴寒之物？也许对于内功上乘之人属佳品，但是现代人很难承受。而那些经常在国外喝冰水的人怎么不痛经呢？这和国内外的饮食结构有较大差距，同时与个体体质亦有较大差异。有些人回到国内依然保持喝冰水的习惯，则出现了痛经的表现。因此一定要注重自身体质与寒、瘀的关系，才能改善痛经症状。

4."大姨妈"驾到，偏偏洗了个热水澡就少了是为什么？

月经量的多少与子宫内膜厚度相关。对于以往月经正常的女性，在洗完澡后月经停止排出可能是因为洗澡水太凉，导致子宫血管收缩，子宫内膜受到刺激停止剥落导致；也有可能是洗澡后宫颈和阴道收缩，导致经血瘀滞在阴道内，无法排出。此外，如果洗澡时月经大部分已经排干净，则该情况属于正常现象。因此，出现该情况需要进行专业妇科检查判断有无病理性改变。

5. 月经忽前忽后与寒热相关吗？

月经忽而提前或忽而错后 7 天以上，且连续 2 个周期以上属于月经不调中的月经先期或月经后期。月经不调在临床中还表现为月经先后不定期、月经量多、月经量少、月经色淡、月经色暗等，寒热的不均性决定了其临床表现的多样性。月经量多，月经先期多属热，同时根据月经的经量、经色辨别属实热或虚热。若月经量多，色红者，多为实热；反之月经量少，色暗者，多属虚热。月经后期、月经量少者多属寒，亦需辨其实寒或虚寒。月经先后不定期者当属寒热不均，寒热错杂，需纵观诸症综合分析。

6. "不约而至"的经间期出血是寒热失调吗？

两次月经中间，即氤氲之时，出现周期性的少量阴道出血者，称为经间期出血。经间期是继经后期由阴转阳、由虚至盛之时期。月经的来潮，标志着前一周期的结束，新的周期开始，排泄月经后，血海空虚，阴精不足，随着月经周期阴阳消长，阴血渐增，精血充盛，阴长至重，此时精化为气，阴转为阳，氤氲之状萌发（排卵）到来，这是月经周期中一次重要的转化。若体内阴阳调节功能正常者，自可适应此种变化，无特殊证候。若肾阴不足，或脾气虚弱，或湿热内蕴，或瘀阻胞络，当阳气内动之时，阴阳转化不协调，阴络易伤，损及冲任，血海固藏失职，血溢于外，酿成经间期出血。寒为阴，热属阳，阴阳失调，即寒热失调。

7. 手足发凉和手足烫是怎么回事？

手脚冰凉是现代社会常见的体质性疾病，患有此类症状的女性明显多于男性。在女性或者男性更年期后，又很容易发生手脚发热心烦的症状。《黄帝内经》把这两种情况称作"厥证"，"阳气衰竭于下，发为寒厥；阴气衰竭于下，发为热厥"。手脚冰凉大概可以分为两种原因，一是人体内的精气不足；二是人体内"传送"精气能量的"道路"不通。手脚发热的原因通常有三种，一是身体阴血不足导致阳亢；二是人体的生长宣发之气不足导致气机郁结而发热；三是身体内水液滞留导致气机不通，对外宣散不力导致形成郁结之热。两种症状的出现与现代人的饮食习惯、生活环境、情志活动息息相关。

8. 如何从内裤上的分泌物分辨我们的体质？

正常女性阴道分泌物应是乳白色或无色透明，有时黏稠，无异味，呈酸性，形成自然的防御功能。月经准备来潮、排卵期或孕期分泌物会增多，具有一定的润滑作用。分泌物的量、色、质、气味及伴随症状、舌脉可以辨别体质的寒热虚实。如带下量多色白或者淡黄，质清稀，多属脾阳虚；色白质清稀如水，有冷感者属肾阳虚；量不甚多，色黄或者赤白相间，质稠或伴有臭气为阴虚夹湿；带下量多色黄，质黏稠，有臭气，或者如泡沫状，或者如豆腐渣状，为湿热下注；带下量多，色黄绿如脓，或者浑浊如米泔，质稠，恶臭难闻，属湿毒重证。

9. 豆腐渣样的分泌物是不是湿热引起的？

豆腐渣样分泌物常见于湿热下注型带下病，属于湿浊偏甚者；西医多见于霉菌感染。临床还常伴有阴部瘙痒，胸闷纳差，舌红，苔黄腻，脉滑数。造成这种情况的原因有很多：喜欢辛辣油腻的食物；情志不舒，郁久生内热等。日常生活中要勤换内裤，将用过的毛巾用开水烫洗。另外，长时间出现这种情况，就需要选择专业的医院，寻求专业的医生治疗。

10. 久久不孕和"宫寒"的关系

夫妻同居 1 年，有正常的夫妻生活，但是没有怀孕，临床上称之为不孕证。女性宫寒不孕可能会同时出现月经推后、小腹冷痛、四肢冰凉等症状。宫寒可由以下原因造成：①外感寒邪，素体虚弱，直入胞宫致寒。现代女性冬季穿着偏少，腹部保暖不佳。②夏季天气炎热，喜空调饮冷，致寒邪入里，直中胞宫。③产后妇女尚属气血亏虚不复之时，受风或夜间腹部受寒，亦导致寒邪直入胞宫。宫寒女性行经之时出现月经后期或痛经，排卵异常，影响怀孕。宫寒不孕可以进行中药治疗，通常选取温经散寒（温煦人体经络，祛除体内寒邪）的药物，建议前往专业医院就诊。

11."好孕时节"的我们为什么壮热多汗？

"好孕时节"就是排卵期，正常育龄妇女的基础体温与月经周期一样呈周期性变化，这种体温变化与排卵有关。女性月经周期以月经见红第一天为周期的开始，周期的长短因人而异，为 21～35 天不等，平均约为 28 天，其中又以排卵日为分隔，分为排卵前的滤泡期与排卵后的黄体期。滤泡期长短不一定，但黄体期固定为 14 天前后两天。排卵后次日，因卵巢形成黄体，分泌黄体素会使体温上升 0.6℃ 左右，而使体温呈现高低两相变化。高温期持续 12～16 天（平均 14 天），所以会感觉壮热多汗。

12. 听妈妈的话？产后是不是一定要"捂"起来？

正常产后生理器官的恢复至少需要 4～6 周时间，因此产后 1 个月内充分的休养是非常必要的。但传统的坐月子有几大误区，学会科学坐月子对产妇身体恢复和母婴健康非常重要。女性生产时会消耗大量的体力，加上产后失血，导致身体较为虚弱容易出虚汗，一般建议不要捂，也不能晾着，要及时更换衣物，保持身体干燥。产妇分娩后身体虚弱，需要新鲜空气，新生儿出生后生长发育快，不仅需要充足的营养，也需要良好的环境。夏季天气炎热，可使用空调或风扇，室温保持在 25～26℃，但风不能直接对着人吹，产妇可以适当穿长衣长裤和袜子。要定时开窗通风，保持室内空气清新流通。产妇和婴儿都需要阳光照射，捂得过严会影响人体对钙质的吸收。产后恢复一段时间要适当到室外进行活动。

13. 产后经常大汗淋漓是怎么回事？

不少妇女产后汗出较平时为多，尤其在进食、活动后或睡眠时明显。这是由于产后气血骤虚、腠理不密所致，常在分娩7～10天后自然减少至停止，这是产后正常的生理现象，一般不伴有其他症状。如汗出过多或持续时间较长，伴有心慌失眠，气短乏力，畏寒等症状，则属产后多汗证的范围，应及时就诊。妇女产褥期间汗出不止，或睡后汗出、醒来即止，前者称产后自汗，后者称产后盗汗，均为产后的常见病。历代医家均称之为产后三急症之一。生产是一个耗气伤血的过程，气虚不能固摄，阴虚阳乘阴分，津液外泄，则产后大汗淋漓。日常注重蛋白质及纤维摄入，增加产后营养及适当锻炼，增强体质。还要保证充足睡眠，根据天气适当加减衣物，避免感冒。

14. 产后乳腺炎一定是体内有热么？

产后乳腺炎，中医称为"乳痈"，多见于初产妇，是产后常见病。乳痈多因乳头破碎，风邪外袭，或乳汁淤积，乳络阻滞，郁而化热所致，是以发热，乳房部结块、肿胀疼痛，溃后脓出稠厚为主要表现的痈病类疾病。初起乳房内有疼痛性肿块，微红或皮肤不红，排乳不畅，可有乳头破裂糜烂。化脓时乳房红肿疼痛加重，肿块变软，有应指感，溃破或切开引流后肿痛减轻。如脓液流出不畅、肿痛不消，可有"传囊"之变。溃后不收口、渗流乳汁或脓液，可形成乳漏，属热性疾病，多与外感热邪或饮食辛辣、情志不舒，郁而生热有关。

15. 乳腺结节与寒热的是是非非

不知道从什么时候起，"乳腺结节"这个词越来越频繁地出现在我们身边。乳腺结节就是乳腺囊性增生，常见育龄女性，绝经后自行缓解，是女性最常见的乳房疾病。近些年来乳腺结节发病率呈逐年上升趋势，年龄也越来越低龄化。乳腺结节一旦出现，大多数情况下不会自己消失。但也不必对乳腺结节过于慌张，因为乳腺结节以良性居多。中医学认为女子乳头属肝，乳房属胃，乳腺疾病多与肝、胃有关，其热证属阳明，寒证属厥阴。肝郁气滞，痰热凝结，或者阴寒内生，气血凝滞，都会导致乳腺结节的产生。女性应学会自查，乳腺自检的最佳时间为经期结束一周左右，已绝经女性可在每月固定一天自查，做到有问题及时发现，及时就医。

16. 更年期"烘热汗出，呼呼冒汗"是热证么？

中医学认为更年期潮热出汗的主要病因病机为肾气亏虚，五脏俱不足，从而造成人体调节机能下降，阴阳失衡。肾藏精，主人体生长、发育与生殖，肾气为先天之本。女性更年期多在45～55岁，《黄帝内经》中"任脉虚，太冲脉衰少，天癸竭"，肾阴阳俱虚，肾阴亏损，阴不维阳，虚火内扰，津液不能内守，外泄为汗；肾阳虚衰，气不卫外，开合失司，腠理不固，津液亦可外泄。同时，更年期潮热出汗与心、肝、脾也密切相关，是多个脏器协调不利所致，不是单纯的热证。

17. 为什么"姜，灸，贴"是女性三大法宝？

女性属阴、寒，更容易因寒凉而生病，寒邪进入身体后消耗掉女性体内本就不多的阳气，导致经脉气血运行不畅，脏腑得不到滋润，会出现痛经、妇科炎症、长黄褐斑、手脚冰凉等临床常见问题。生姜性温，善通气血，而女性以血为养，阴血赖阳气温煦推动。隔姜灸、生姜贴可温通经络，温补元气，调和气血，肤色润泽，暖宫祛湿，对女性健康很有帮助。

九、寒热与儿科疾病

1."阳常有余，阴常不足"体现的小儿与寒热的关系

对于阴阳有余与不足的看法也是百家争鸣。其中最主要的就是朱丹溪的"阳常有余，阴常不足"和张介宾的"阳常不足，阴非有余"理论。

"阳常有余，阴常不足"是元代朱丹溪经过临床实际体会所提倡的一种论说。他所指的阴是精血，阳是指气火，即由于精血亏损所产生的虚火。

明代儿科名医万全根据钱乙的五脏虚实证治提出，小儿"肝常有余，脾常不足；肾常虚；心常有余，肺常不足"。又在朱丹溪理论的影响下，提出"阳常有余，阴常不足"的观点，称"三有余，四不足"说。

人体（包括小儿）之阴阳，只有在平衡中才能维系生命活动的正常，《黄帝内经》说"阴平阳秘，精神乃治"，但平衡是相对的。

对于小儿的阴阳，稚弱、不完善是其共同特征，但阴阳的稚弱、不完善又是不均衡的，阳强阴弱是小儿阴阳的又一特征，即所谓小儿"阳常有余，阴常不足"。这句话是对小儿在健康水平内，阴阳相对平衡状态下的相对有余、相对不足而言：其一是指小儿的阳气功能活动、生机旺盛有余，精血、津液、形体结构不足；其二是指阴阳对比而言，即在稚弱的前提下，阳强于阴。

正是由于小儿阴阳之相对不平衡性比成人更为明显，更为突出，才构成了小儿生机旺盛、蓬勃发育的基础。这也是小儿"阴平阳秘"与成年人之"阴平阳秘"的主要区别。小儿阴阳之"阳强阴弱"，同时也揭示了小儿容易发病、易见热证的根源。由于小儿阴阳之相对不平衡性比成人更为明显，因此容易受各种因素的干扰而致阴阳失调，发生疾病。小儿纯阳之体，活泼好动，心跳、

脉息较数，得病从阳证、热证转化；小儿生长旺盛，营养物质相对不足，精、血、津、液等常因机体的需要及热证的消耗而表现不足，因而产生了小儿"阳常有余，阴常不足"的体质状态。

2. 小儿湿疹都是热引起的吗？

【病例故事】一个大夫的儿子自幼湿疹，晚上经常痒得直哭，身上挠得一道一道的，开始只是按照湿热用苦参、地丁、白藓皮、黄连、黄柏等煎水外洗，效果不错，但不去根，后来洗完了再涂抹无极膏，效果更好，但仍然此起彼伏。孩子十个月大的时候断奶了，这时候几乎就以牛奶为主，但断奶以后湿疹更加严重，小孩一星期能喝一整箱牛奶，舌苔黄厚，拉屎哄臭，大便干结，憨胖，身上的肥肉又软又白，一点劲也没有，哮喘时发，大夫才注意到这是湿热内蕴。专门去买了豆浆机，磨豆浆来替换牛奶，一开始用四分之三牛奶掺四分之一豆浆，后来改一半一半，再后来四分之一牛奶掺四分之三豆浆，最后是纯豆浆加点白糖，这时候孩子的湿疹基本就不大发作了，又鼓励孩子吃青菜，每天晚上下了班领着孩子出去遛弯，坚持了三年，同时中药早期干预治疗，哮喘也痊愈了。

婴幼儿湿疹是儿科的常见病和多发病，湿疹大多数出现在婴儿出生后 2～3 个月，起病较急，患儿多表现为皮肤红斑、丘疹、水疱、糜烂、渗出伴剧烈瘙痒，症状可持续数月，甚至数年。随着年龄增长，湿疹可能得到改善，但是容易复发，而且皮损分散，面积往往较大。单纯的西药和外用激素类药膏起初治疗有效，但随着病情的迁延往往效果欠佳，而中医从寒热出发辨证施治有着较好的疗效。

小儿湿疹病因复杂，多因患儿先天不足或饮食不调，脾虚失运，外受湿邪，湿热久蕴，耗血伤血，肌肤失去濡养所致。湿盛是发病的关键因素，中医学认为湿疹的原因可分为外感和内生，而很多家长在孩子患湿疹时总会关注局部皮肤的湿疹，认为只要外用涂抹药膏即可，却不知如果忽略了体内的湿热，湿疹不会"除根"。因此，反复发作的皮疹提醒我们，湿疹需要内外同治。

（1）外治　患处皮肤可涂抹一些清热祛湿的中药，如苦参、白鲜皮、地丁、黄柏等。如果发病急，瘙痒难忍可用糖皮质激素药膏，但反复应用激素，容易出现皮肤变薄、萎缩及其他副作用。

（2）内调　可以改善宝宝的饮食结构，多吃谷物和蔬菜，适当控制蛋白质的摄入，以改善脾胃功能，同时要引导孩子进行适量的运动，让全身动起来，湿热便会逐渐消散。

3. 小儿发热与寒热的关系

【病例故事】杨女士的宝宝1岁半，前几天带她去育婴店洗澡，回来当晚就发烧了，以为是着凉，没给她吃药。第二天，烧还没退，用酒精给她擦了擦。第三天，烧到了39.5℃，全身抽搐，赶紧带到县医院。一检查，县医院立即建议她转到市儿童医院，后确诊为"脑膜炎"。杨女士说，自己很后悔，为什么不早点给孩子用退烧药呢？其实，我们在医院也经常看到，有些妈妈刚好和杨女士相反，孩子一发热就送医院，结果发生交叉感染。

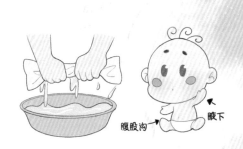

腹股沟　　腋下

由于发热是机体对抗感染自然反应的一部分，因此可合理推测发热有其益处。从进化的角度来看，如果机体炎症性发热反应没有增加生存的机会，也就不会随着世代交替保留下来；从生物学的角度来看，温度高于 37℃ 对一些微生物会产生影响，而宿主机体在更高的体温下各项机能尚可维持。

《诸病源候论》等医籍记载的"变蒸"理论认为：小儿自初生起，32 日一变，64 日变且蒸，10 变 5 蒸，历 320 日，小蒸完毕；小蒸以后是大蒸，大蒸共 3 次，第 1、2 次各 64 日，第 3 次为 128 日。合计 576 日，变蒸完毕。小儿变蒸时，机体脏腑功能逐步健全完善，也就反映为表现于外的形、神同步协调发展。

变蒸周期在 320 日内为 32 日，以后延长为 64 日、128 日，逐步减慢；576 日后不再有明显的变蒸周期。变蒸学说揭示的婴幼儿生长发育规律是符合实际的，给我们留下了宝贵的历史资料。

一般认为小儿生机蓬勃、发育迅速。中医学认为小儿为纯阳之体，部分发热运用常规的清热解毒透邪之法不仅无效，甚至反而加重。又由于小儿为稚阴稚阳之体，肌肤嫩脆，而有易虚易实之变，且阳常有余、阴常不足，故热病者居多。若发热不解，耗伤阴液，往往出现抽搐、昏迷等症状。

因此，在治疗时也要按照辨证论治的原则，应注意表里的轻重，表重的发表药偏重，里热重的清热药偏重，伤食的宜消导通下，夹痰的宜化痰，尤其热盛久耗伤阴的注意养阴滋液。根据小儿表现不同的症状辨证用药。

综上，今天我们认识小儿发热与中医寒热理论，以及变蒸学说，也应当应用现代方法，进一步总结出现代儿童的生长发育规律，为当代儿童医疗保健服务。

4. 小儿发热是不是要捂而发汗？

小儿发热了，很多家长想的是赶紧让小儿喝点热水、多穿件衣服或者盖着厚被子捂一捂，目的都是让孩子出出汗。事实真的是这样的吗？小儿发热是不是要捂而发汗？

我们首先搞清楚小儿发热捂出来的目的是为了让小儿出汗，而出汗则是让小儿皮肤表面的汗液蒸发带走一部分热量使得小儿退热。但此时小儿被裹得严严实实，出汗后汗液又散不出去，裹着被子的小儿犹如一个"蒸笼"，最后的结果是小儿体温越来越高，甚至可能引起高热惊厥或捂热综合征，对孩子的身体健康造成严重的影响，不仅不能退热，反而会损伤其他器官。

那么小儿发热的正确做法是什么呢？小儿的正常体温在 $36.3 \sim 37.2℃$，如果体温不超过 $38℃$，而且小儿的精神状态比较良好，家长可以采取一些物理降温的方法，比如爸爸妈妈们可以用温毛巾给孩子擦拭身体或敷在小儿额头，亦可用退热贴给孩子降温，同时要及时给孩子补充水分，多次少量给孩子喂服温水，饮食也要清淡，多吃水果蔬菜，保持室内通风。但是如果小儿状态不佳，或者体温超过了 $38℃$，这时就要尽快就医，在去医院的路上既要防止小儿受风，也要避免把小儿捂得过于严实导致体温再次升高。

5. 宝宝又腹泻了，这次是寒还是热呢？

宝宝拉肚子，让妈妈忧心不已。除了日常护理外，妈妈还可以从饮食、中药、西药等多方面入手，通过食物、药物、外治方法等来减轻宝宝拉肚子的状况。

中药通过燥湿健脾、理气和胃、消食解毒，不论虚实寒热之腹泻、腹胀皆有较好疗效。小儿纯阳之体，十二正经、奇经八脉都畅通无滞，通过药液浸泡及热敷双下肢与足底，使药效通过经脉循环到达病所，而达到治疗的目的，避免了服药之疾苦及毒副作用。

对于小儿腹泻病的治疗，预防纠正脱水，继续饮食已被广泛接受，但如何合理用药则难以把握，其中抗生素的滥用是婴幼儿腹泻病治疗中为人们关注的重要问题之一。WHO 认为抗生素仅仅用于细菌性痢疾和"疑似霍乱"者，除此之外应用抗生素没有价值。腹泻病是一组多病因、多因素引起的疾病，为世界性公共卫生问题，在我国每年约有 8.3 亿人次患腹泻病，其中 5 岁以下小儿约占 3 亿人次，治疗以预防、纠正脱水及电解质紊乱，合理饮食，科学用药为原则，同时给其他的治疗方法：① 大力开发利用中医中药；② 大力开发利用微生态制剂；③ 要注意保护肠黏膜，充分利用消化道黏膜保护剂，如思密达等。

6. 小儿食积与寒热的关系

　　【病例故事】刚生了二胎的新手妈妈问，为啥她家小宝宝湿疹总是好不了，身上湿疹一片一片的，到处出水，痒得睡不着，整天哭闹，大夫就问她奶水怎么样？她一听得意地说，我奶水可好了，没谁比得上，汪汪的，像两个泉眼一样，我吃的多好啊！大夫一听就问她怎么吃饭，她说，自从我二胎生了一个小子，我老公可疼我了，也是疼孩子，一点青菜也不让我吃，全是大鱼大肉的，我想吃什么，老公立马就到超市给我买，大夫一听就问她，是不是孩子经常拉肚子怎么治也好不了？她惊讶地说，你怎么知道？大夫说，这都是你吃的东西高蛋白高脂肪太多，奶水里边这些东西也多，孩子吃多了，一部分吸收进去就会化热，热从皮肤外透，孩子毛孔发育不完善，积累的内热又透不出去，就变成了湿疹，另一部分根本就吸收不了，滑肠，孩子肠子里半消化不消化的都滑出来了，能不拉肚子吗？不信你给孩子查个大便，肯定脂肪球多。随后给她一些饮食建议，基本上就是多吃青菜少吃肉之类的，又给她孩子开了些外洗中药，一个月以后，患者来报告，孩子湿疹和腹泻全好了。

　　有的患儿本身胃肠功能不是很好，饮食不注意，吃一些不易消化的食物或未煮熟的食物后，导致气机不畅，免疫下降，容易感受外邪而发生胃肠型感冒，从而导致发烧。当然这种食积发热与别的原因引起的发热很容易鉴别：食积发热一般是低热缠绵，一般不超过 39℃，且多发生在下午和夜晚，凌晨和上午一般不发热，打静脉点滴不见效（因为没有炎症）；腹痛，一般不喜欢别人按揉；自发病起即出现饮食不佳，且询问病史时一般是发病前有暴饮暴食或饮食不易消化的食物。

肚子好难受~

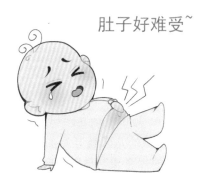

　　食积发热的治疗也很简单，如果没有恶寒发热的症状，可以请有经验的针灸大夫针刺双侧足三里或肓俞，听到患者肠鸣音表明气机已经通畅。

　　如果伴有恶寒发热，又害怕扎针，可以吃一些非处方药品如健胃消食片（剂量有时要加倍），或者喝藿香正气水。如果没有改善，尽快就医。

　　还有中医大夫编了中医方剂的一二三四口诀：一是以一味消积的鸡矢藤；二是两味升降气机的桔梗、枳壳药对；三是焦三仙；四就是四君子。这就是专业医师的应用范畴了，一般患者不要盲目使用。

目前我们遇到的小儿食积和古代不同，古代认为小儿食积是虚寒证。《保婴撮要·食积寒热》说："小儿食积者，因脾胃虚寒，乳食不化，久而成积。"这里要结合生活条件具体分析，不能一概而论。

有的家长们说，小孩子经常"积食"，成年人出现这种情况的几率就微乎其微。其实临床中成人和儿童都会碰到这种情况。家长们平时也要注意良好的饮食习惯，给孩子形成榜样。

7. 是否应该鼓励儿童进行寒冷训练？

【病例故事】南半球是只有 8℃ 的冬天。然而，墨尔本一所幼儿园的孩子们却正穿着雨衣、雨靴，在水坑里踩踏、玩泥巴，在细雨中快乐地奔跑呢～

无独有偶，日本人提倡"孩子应该比大人少穿一件"，甚至大冬天仍然让孩子穿裙子、短裤上幼儿园和上学。

日本的教育体系是从幼儿园就开始加强孩子们的"冬季耐寒训练"。首先就是冬季的体育课明显比其他季节多，基本上每天都有，而且大多都是在室外；其次是作为冬季体育训练的一部分，每个日本学校都会在冬季开展为期两周的"冬季持久走大会"（在日语中"走"就是"跑"的意思）活动，而"持久走"距离的长短将根据年级不同进行划分，年级越高越长，五、六年级通常要跑 4000m。在冬天上体育课或是跑步时，孩子们都必须换上白色短袖和藏蓝短裤的"体育服"，就和夏天一样。

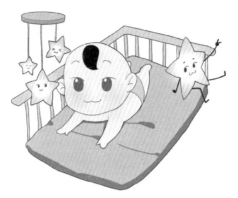

如今父母总是在担心孩子的营养和智力的发展，却往往忽略了他们体质的锻炼。许多孩子常常窝在家里，很少在空气新鲜的户外进行锻炼。以致很多孩子虽长得胖乎乎的，头脑也很聪明，可就是体质差、怕冷、隔三差五地感冒。

西悉尼大学的教授 Tonia Gray 表示，在户外，可以明显提高儿童的创造力、警觉性、心理健康和运动技能，而且通过与灰尘或泥土的微生物接触，还能增强儿童的免疫系统。

人的皮肤和神经对于冷和热都会做出防御反应。皮肤受到或冷或热的刺激，通过神经传递冷热信息后，血管就会不停地重复收缩和扩张的动作以调节体温来适应外界气温，这一反应娴熟之后人的自律神经就会非常发达，内分泌也会随之变得旺盛，人体的免疫力也就增强了。如果总是给孩子穿得太多，那么皮肤感知外界气温变化的器官就会变得迟钝，自律神经也就不再活跃，孩子的免疫力自然也会下降。

研究表明，经常在户外活动的儿童，身体结实，不怕风寒炎热，一年四季很少生病。孩子多进行户外活动，利用日光等自然条件的刺激提高对体温调节的能力，以增进体格。随着寒冷的刺激，全身代谢加强，内脏器官内血液的供应量增加，内脏器官也得到了锻炼。所以经常进行户外活动的孩子抵抗力要比其他孩子强。

反之，夏天怕热、冬天怕冻的孩子身体反而娇嫩，对季节的交替变化不能适应，容易伤风感冒。

耐寒锻炼的最大益处是使人身体的整体素质提高，尤其对心脏、肺、肾三大脏器功能的增强有很大帮助。西医学的观点认为，细胞在温度低的情况下分裂速度慢，在同样的周期里生命就延长了。这也简单解释了地球上热带人和寒带人相比，寒带人寿命长得多的原因。

所以，让孩子多到户外走走，进行适当的体育活动，让风吹一吹，让雨淋一淋，让太阳晒一晒，增强体质，提高免疫力，适应气温冷热变化，让孩子身体远离疾病。

最后提示大家：冷气浴一般适用于身体健康的孩子，在孩子患病时不宜进行冷气浴。培养孩子的耐寒能力不能只靠一两天的操练，孩子应该经常到大自然中去玩。冬天父母可以带孩子去滑冰、打雪仗，孩子心情愉快，也能增强身体的抗寒能力。

8. 小儿打赤脚与保暖是不是唱反调？

【病例故事】夏天，小宝贝的脚丫子是不是该出来透透气啦？宝宝特别喜欢扯袜子，前一秒刚给他穿上，后一秒一个不留神又被宝宝给拽下来了，拿在手里玩，嘴里啃，好嗨哦。可是，爷爷奶奶外公外婆一看到宝贝光脚丫，就开始念叨袜子不能脱呀，寒从脚起，光脚会着凉的。你家是不是也会出现这种情况呢？穿不穿袜子真有这么严重吗？

儿科医师认为，宝宝手脚微凉是正常现象。人的手脚本身就是散热的器官，孩子因为新陈代谢较快，相对于成人来说，手脚更容易发凉，而这种"凉"并不是判断孩子冷暖的标准。

摸宝宝手脚微凉时，就会不自觉地想给宝宝添加衣物。其实这是不必要的，判断宝宝是否凉的方法是摸颈后。

因为宝宝的血液循环系统还在发展中，血液会先供给最重要的内部器官，保证它们有足够的营养，手脚自然是最后被照顾到的。这个现象会持续一段时间，直到宝宝动得越米越多，血液循环才会改善。

夏天让孩子光脚不仅不容易生病，反而有利于足部血液的循环，提高抵抗力和耐寒能力，预防感冒或受凉腹泻等疾病。

在国外的幼儿园里，经常可见到成群结队的宝宝在老师的带领下，赤着脚，绕着操场或沿着走廊有组织地进行慢跑，这就是著名的"赤足教育"。

实践证明，宝宝赤足训练一段时间后，绝大多数体质增强了，身高、体重增加了，连感冒也很少发生。孩子经常赤脚活动，还可刺激并使密布于足底的神经末梢感受器兴奋，通过中枢神经的反馈作用，发挥调节包括大脑在内的器官功能，从而提高大脑思维的灵敏度和记忆力，这样孩子也会更聪明。

9. 小儿咳嗽是肺热吗？

咳嗽很常见，特别是儿童这一群体，一旦自家宝宝咳嗽就会给宝爸、宝妈带来无穷无尽的烦恼，铺天盖地的咳嗽药往往让人头痛，一方面怕选错药导致患儿咳嗽加重，另一方面又怕用药过重，稚嫩的小儿难以承受。那么中医理论中小儿咳嗽又与什么有关呢？小儿咳嗽仅仅是肺"热"吗？

古人云"有声无痰为咳，有痰无声为嗽"，实际上咳与嗽很难分开，常常并称。咳嗽在中医上作为一个独立性的病证，可见于西医学上的呼吸道感染、咽喉疾病、慢性支气管炎等。咳嗽的病因可分为外感和内伤两大类。而小儿肌肤疏薄，饮食衣着不能自理，因此外邪易从皮毛而入，侵犯肺卫，而致肺气失宣，引发咳嗽。《景岳全书·咳嗽》中写到"咳证虽多，无非肺病"。咳嗽为病不离乎肺，但是咳嗽发病除了与肺相关外，重点在于肝脾功能失调，即《素问·咳论》所谓"五脏六腑皆能令人咳，非独肺也"。小儿脏腑娇嫩，形气未充，形体和功能都比较脆弱，对疾病抵抗力较差，加之寒暖不能自调，乳食不能自节，一旦调护失宜，外感之邪入里化热，侵袭除肺外的其他脏腑，年龄越小传变速度越快。因此如何辨别不同证型的小儿咳嗽是治疗疾病的关键，虽然大多数宝爸宝妈缺乏专业的医学知识，但是了解小儿咳嗽的证型对于疾病的预后转归有着不可小觑的作用。宝爸宝妈可以从小儿的咳声和咳痰的色、质、量、味辨别寒热。如下表所示。

	风寒咳嗽	风热咳嗽	风燥咳嗽
咳　声	咳声比较急促或咳声较重	咳声剧烈，声音嘶哑，喉燥咽痛	干咳，连声作呛
痰　样	少量的白色稀痰	痰黏稠或色黄，咳痰不爽	无痰或痰少而黏，不易咳出，或痰中带有血丝
伴　随症　状	鼻塞，流清涕，肢体酸楚	咳时汗出，常伴浊涕，口微渴	咽喉干痛，唇鼻干燥，鼻塞，头痛，微寒，身热

小儿咳嗽大致可以分为以上 3 种类型，可想而知小儿咳嗽不单单与肺有关，也不是单纯的肺"热"。宝爸宝妈们可以通过小儿的表现来初步判断证型，对小儿的疾病有大致了解。但是不要自行给小儿喂药，更不要相信偏方，要及时就医并在专业医师的指导下进行服药，这样小儿才会最快恢复健康。

10. 小儿有口气是胃热吗？

小儿有口气的原因有很多种，食积胃热确实会导致小儿有口气，但是不能把小儿有口气仅仅归结于食积。那么小儿有口气到底是什么原因引起的呢？

（1）不注意口腔卫生，小儿年龄较小，对于自身卫生清洁意识较薄弱，不经常刷牙或者刷牙只是为了应付爸爸妈妈交给的"工作"，就会导致口腔中的食物残渣不能及时清理，时间长了就会产生牙结石、滋生细菌，导致小儿有口气。因此家长要配备专业的幼儿牙刷，在小儿吃饭后及睡前喝奶后及时刷牙。

（2）患有牙龈炎、牙周炎、口腔黏膜炎等牙齿疾病会有口气，除此之外小儿有龋齿，也就是经常说的长了虫牙、坏牙，这样的小儿大多数也是因为不经常清理口腔卫生加上年幼喜食甜食，导致牙齿"坏"了，这些龋齿内滋生细菌就会有口气。

（3）一些呼吸系统疾病如咳嗽、扁桃体发炎、发烧也会导致小儿有口气，这样的患儿属于中医证型中的肺胃积热证，一般常见身热、怕热、易出汗、口臭、咽红、手足心热、睡眠不安、大便干、尿黄赤、舌红等表现，临床上一般肺胃同治，清宣并用，更添泻肺降气，祛痰止咳、平喘之功。

（4）临床研究显示，食积为小儿产生口气的主要原因，这是小儿生理特点所决定的结果。《温病条辨》中提到"小儿稚阳未充，稚阴未长也"，小儿脏腑发育不全，脾气亏虚，脾胃功能薄弱，对食物运化功能不健全，易致食积，积而化热。小儿"脾常不足"加上饮食习惯不当以致成积，积久成疳，食积化热蓄积于脾胃，而脾胃作为人体五脏六腑气机升降的枢纽，受损致使胃气上逆，由口而发，因此会闻到小儿口气。

11. 小儿便秘都是食积热证吗？

西医学将小儿便秘分为器质性便秘和功能性便秘，中医学便秘属于其中的功能性便秘，占小儿便秘的90%以上。小儿便秘是由于大肠传导失常，导致大便秘结，排便周期延长，或周期不长，但粪便干结，排出困难，或粪便不硬，虽有便意但是排出不畅。虽然小儿便秘病位在大肠，但是五脏皆可令小儿便秘，其中脾肺两脏关系更为密切。中医学认为，小儿为稚阴稚阳之体，易虚易实、易寒易热，故常以脏腑、气血津液辨证为主，与辨病辨证相结合，因此小儿便秘不单纯是食积"热"证，接下来就给各位家长介绍几种小儿便秘的中医证型。

（1）食积内热型　随着经济的不断发展、生活水平的不断提高，孩子们已然成为了家家户户中的宝贝，家长们为了孩子的茁壮成长，从小就爱给孩子喂养各种"补品"。但是父母喂养不当，添加辅食过快，或者过早进食肥甘厚味，多食肉蛋奶等高蛋白饮食而缺少蔬菜等膳食纤维的摄入，就容易导致食物停聚在脾胃之中，食停日久，久则成积，积久化热。食积内热型的便秘常见症状有大便干燥、排出稍困难、大便先干后稀或者大便中有不消化的食物，同时还会有肚子胀闷不适、口气臭秽等表现。

（2）肺热肠燥型　很多家长看到这个证型的名称可能会有点疑惑，为什么便秘会与肺热有关？《医经精义·脏腑之官》中记载道："大肠之所以能传导者，以其肺之腑，肺气下达故能传导。"在中医理论中，肺与大肠相表里，肺气清肃下降，气机调畅，布散津液至大肠，有助于大肠通降。两者相互配合，保证粪便的正常排出。小儿属于"纯阳之体"，多为实热证，并且肺为娇脏易感受邪气，引发肺热，热下传至大肠，导致肠燥津枯，大肠运行不畅，排便困难。小儿肺热肠燥型便秘常见有大便干结，腹部胀或痛，多汗怕热，小便短赤，烦躁舌红苔黄。

（3）脾失健运型　小儿脏腑娇嫩，形气未充，脾胃的消化功能与成人相比并不健全，但是小儿又处在长身体的时期、生机蓬勃，对于食物、营养物质的需求大。因此，若小儿饮食、起居等稍不注意，就会引起脾失健运。若脾胃气虚，则水谷精微不能输布大肠，糟粕不行，传化失常导致便秘。脾失健运型便秘可见大便次数少、干燥，疲倦乏力，面黄，消瘦，脘腹不适，不思饮食，舌质淡或舌质淡胖有齿痕，苔薄白或白腻。

12. 青春痘都要清热解毒吗?

【病例故事】小张是个 22 岁的女大学生。痤疮两年多,反复发作,下巴处多成片状,颈部后背也有;平时性格烦躁易怒,胸闷喜欢叹气。她曾经看中医,使用中药清热泻火治疗,有一定疗效,但不久又会复发。

小张的故事很多女生都有体会,青春痘又叫痤疮。痤疮是一种引起面部和躯干上部出现丘疹的常见皮肤病。西医学认为,痤疮是由性激素、皮肤油脂和细菌相互作用而引起的毛囊炎,以出现粉刺、囊肿为表征,有时会有脓肿为特征,分为非炎症性损害(黑头粉刺、白头粉刺)和炎症性损害(炎性丘疹、脓疱、结节、囊肿)。

炎症为病原菌侵入毛囊所致。青年人到二十五六岁后,性激素分泌比较稳定,痤疮通常不会产生。其他使性激素发生改变的情况也能影响痤疮的发生,如痤疮可能发生于年轻女性的经期,并且可能在妊娠后消失或加重。某些药物可通过刺激皮脂腺引起痤疮,特别是皮质类固醇和合成代谢的类固醇。有些化妆品可因堵塞毛孔使痤疮加重。衣服过紧、过湿和出汗均会引发痤疮。

中医学认为部分患者常因热毒内盛感受湿热毒邪蕴积肌肤而发病。不同体质的年轻人,不同的病情阶段证型也有所不同,应该结合患者的体质和证候情况具体分析。北京中医药大学的王琦教授提出了中医体质九分法:平和质、气虚质、阳虚质、阴虚质、痰湿质、湿热质、气郁质、血瘀质、特禀质。不同体质的人身体状况不相同,在中药治疗和饮食上也应该有所区别,因此青春痘不能一味清热泻火治疗。

痤疮除了药物治疗,平时应该注意护理,需要用温和肥皂每天轻轻清洗 1~2 次。抗菌肥皂、酒精纱布和经常用力擦洗对皮肤不仅没有好处,反而可能会进一步刺激皮肤。化妆品应该用水剂的；太油腻的产品可能加重病情。不要偏食，也不要过多摄入糖类、高热量食品，应当保证健康均衡的饮食。

对于中、重度痤疮患者，治疗比较复杂，自己随意买药口服、外用不可取，不但可能治疗不好，还可能产生严重不良反应。

有患者吃太多辛辣油腻的食物，脾胃难以消化就会产湿、产热，湿热循经上行，血随热行，上壅于皮肤肌肤也会形成痤疮。

13. 小儿发热都要退热吗？

儿科医生们常告诉家长们，要用这样的模式来处理小儿发热：若体温升至38℃，为孩子褪去衣物散热；升至38.5℃，予以对乙酰氨基酚对症退热治疗；升至39℃，同时予以布洛芬和对乙酰氨基酚退热治疗。

我们为什么要试图降低体温？发热本身一定危险吗？患儿高热就提示病情严重吗？尝试退热到底能获益多少？

鉴于发热本身属于身体抵抗感染的一种自然反应，我们到底应不应该积极退热处理呢？物理降温、退烧药物有效吗？我们应如何选择呢？退烧药安全吗？两种退烧药同时使用是否效果就优于单药治疗呢？

带着这些问题，我们查阅资料进行阐述。

（1）发热本身一定危险吗？　可以明确的是，极高的体温确实会破坏细胞正常新陈代谢乃至损伤器官功能，如部分"极高热"病例可见体温高达41℃以上，这种超高体温具有显著致病性，如造成脑损伤，属于机体体温调节失控所致的病态反应。

相较之下，一般的"发烧"，也就是医生们说的"发热"则属于机体体温可控范围内的温度升高，危险性高热病例比较罕见。

（2）患儿高热就提示病情严重吗？　体温升高有预示疾病进展严重的趋势，但两者相关性并不那么密切，其预测价值也不佳。部分研究发现，很多重症疾病的患儿体温并不很高。而且随着近几十年来共价疫苗的普及接种，健康儿童发生重症感染的发病率也显著下降，因此高体温的病情预测价值就变得更低。

（3）尝试退热到底能获益多少？　鉴于发热本身属于身体抵抗感染的一种自然反应，我们为什么要退热处理呢？

其中一个原因是，治疗发热是为了解决发热伴发的其他症状而非发热本身。发热性疾病患儿往往感觉身体不适或情绪低落，继而进食困难甚至影响睡眠。

对于感染性疾病患儿，出现疼痛、肿胀是常见的炎症性反应，为此使用解热镇痛抗炎药物以缓解这些发热伴发的症状理所应当。

积极干预发热的另一个理由就是为了预防发生抽搐，特别是对于既往发生过高热惊厥的孩子。

14. 小儿推拿手法也分寒热吗？

【病例故事】一位妈妈分享了她和宝宝之间的故事，她的宝宝自从开始按摩以后，睡眠、饮食、排便的情况都得到显著改善。她也有给自己的宝宝退烧的经历，甚至被小区另一个妈妈请去，给她正在发烧的宝宝退烧，效果神速，试过按摩退烧的妈妈说，这是她的宝宝生病发烧以来，退烧最快、最没有痛苦的一次。

小儿推拿是在明清时期形成独特体系的一门临床医学，是建立在中医学整体观念基础上，运用各种手法刺激穴位，通经络、和营卫、行气血，达到治疗和防病的目的，属于中医外治法范畴。

小儿的脏腑娇嫩、生机蓬勃、发育迅速。由于小儿稚阴稚阳的生理特点决定了他们体质嫩弱，寒暖不能自调，所以在季节转换的这个阶段，小儿身体适应性低，体质敏感娇弱更容易生病。小儿生病首先需要辨别寒热，因此小儿推拿手法也是与寒热密切相关的。这里举两个例子：

"清天河水"和"打马过天河"手法有退热作用。《幼科推拿秘书·推拿手法》："天河穴，在膀膊中，从坎宫小天心处，一直到手弯曲池。"《厘正按摩要术》："打马过天河法主凉，能去热病。医用左大指捏儿总经，以右大、中指弹之，如弹琴状。由天河弹过曲池九次，再将右大指掐肩井、琵琶、走马三穴，各五次。"

"补脾经"手法有补益作用，常用于消化系统疾病，在呼吸道感染后也会补脾养肺培土生金。

中医学认为小儿为纯阳之体，因此小儿推拿以"清热"手法为多，少数手法有"补益"作用。补益作用的手法也是促进小儿自身运化功能，采取的是六腑以通为补的办法，和平时认为的摄入营养物质补充身体是不同的道理。

十、寒热与老年疾病

1. 为什么有的老人怕热，有的老人怕冷？

人上了年纪就会逐渐出现气血虚弱、阳气不足和运行无力的情况。阴虚生内热，指精血或津液亏损的病理现象，多见于劳损久病或热病之后而致阴液内耗的老年人。由于阴虚不能制火，火炽则灼伤阴液而更虚，两者常互相影响。因此，阴虚的老年人多怕热。阳虚指阳气不足或功能衰退的证候。阳虚生寒，所以有畏寒的感觉。《素问·调经论》曰"阳虚则外寒"，阳虚多指命门火衰，阳虚则阴盛，故这些老人多表现为怕冷。肺主一身之气，肺气虚则卫表肌肤不固，故怕冷表现更为明显。

2. "容易怕冷"的老年人如何调理？

老年人容易怕冷主要是由于年事已高，阳气虚衰，不能温煦全身。扶阳祛寒，温补脾肾是调理的根本原则。五脏之中，肾为一身的阳气之根，脾为阳气生化之源，故当着重补之。治则以温肾补阳，益火之源为主。调理要点包括以下方面。

（1）温阳佐以养阴，调理阳虚体质时，要慢温、慢补，缓缓调治。

（2）温阳兼顾脾胃，调治阳虚体质，有益气、补火之别，温壮元阳之外，只有脾胃健运，才能饮食多进，化源不绝，体质才能强健。应多吃甘温的食物，常用的补阳食物可选用羊肉、猪肚、鸡肉、带鱼、狗肉、鹿肉、黄鳝、虾、茴香、香菜、胡萝卜、山药、生姜和辣椒等。阳虚体质者，平时不宜多食生冷、苦寒黏腻之品，即使在盛夏也不要过食寒凉之品，如西瓜、黄瓜、苦瓜、冬瓜、芹菜、绿豆、蚕豆、绿茶和冷冻饮料等。

3. "手脚心热"的老年人如何调理？

手脚心热主要由于阴虚所生内热，是虚热。手脚心热的老年人一般还多伴有咽干口燥、午后潮热、盗汗、颧红、消瘦和舌红少苔等表现。严重者阴虚火旺，扰及神明，出现性情急躁，心烦意乱。故调理时应遵循《黄帝内经》中"恬淡虚无""精神内守"之养神大法。平素应少与人争，以减少激怒。阴虚体质的人应以滋阴潜阳为主。饮食宜清淡，少肥甘厚味，辛辣燥烈之品。可多吃些芝麻、糯米、蜂蜜、乳品、甘蔗和鱼类等清淡食物；可选用有滋阴清热、养心安神功效的食品，如粮食中的小米、大麦、小麦、玉米和赤小豆，蔬菜中的大白菜、冬瓜、黄瓜、紫菜和豆腐，水果中鸭梨、西瓜、百合、莲子和大枣，肉类中白鸭肉、鹅肉、鲫鱼、甲鱼和蛤蜊等；对于葱、姜、蒜、韭、薤和椒等辛味之品则应少吃。

4. "上面有火下面寒"如何调理？

"上面有火下面寒"在老年人中较为多见。引火归原法是治疗上热下寒的基本法则。片面的清热或温阳都很难达到理想的治疗效果。中医常说："寒热久病疗不愈，皆因气血不周济。散寒先将清阳升，除热须把浊阴降。"平时饮食要以平性食品为主，如主食类有大米饭（粥）、馒头、南瓜粥、银耳粥和八宝粥等，蔬菜类有白菜、茄子、豆角和西红柿等，少吃辣椒、韭菜，以免生热。生活起居要注意少熬夜，否则会加重上焦虚火，日久使下焦更寒冷。

5. 老寒腿是怎么回事？

相信很多中老年朋友都有这样的经历，一到阴雨天气或者气候转凉就腰酸腿疼，有时候在天气变化之前就有感应，简直比天气预报还准。除此之外，一受凉或者空调吹久了这腿就受不了，"老寒腿"就犯了！那么，这常见的老寒腿到底是什么原因呢？

"老寒腿"作为一个症候群，主要是指膝关节退行性关节炎或者骨关节炎，由于多种原因造成关节软骨发生退行性改变，骨骼失去软骨的保护，骨与骨之间产生直接摩擦，导致骨质、滑膜、关节囊及关节其他结构不同程度的慢性炎症损伤。表现为腿部尤其是膝关节活动不便、肿胀、酸麻、疼痛等症状，反复发作，久治不愈。正因为关节部位有病变，因此对寒冷等刺激特别敏感，会因为劳累、受凉等原因而导致复发或加重，并且以中老年患者居多，因而俗称"老寒腿"。

中医学认为，"老寒腿"属于痹病中肢体经络痹的范畴。由于正气不足，风、寒、湿等外邪侵袭人体，痹阻经络，气血运行不畅所导致，以肌肉、筋骨、关节发生疼痛、麻木、重着、屈伸不利为主要临床表现。由于本病是因为正气不足，感受风寒湿邪而成，因此，平时注意调摄、增强体质和加强病后调摄护理便显得格外重要。在预防方面，积极锻炼身体，以增强机体的防御能力；改善阴冷潮湿等不良工作、生活环境，避免外邪入侵。一旦受寒、冒雨时应该及时治疗，如服用姜汤等以预防痹病的发生。而当"老寒腿"发作，出现关节僵硬、疼痛、怕冷等症状，在做好防寒保暖工作的同时，要更加注意保护膝关节，提防跌扑以免受伤，尽量避免长时间跑、跳、蹲和爬楼梯。而一些看似柔和的运动，如太极拳等需要反复蹲起，会增加关节扭力、加重关节磨损，因此也要停一停。此外，可以适当对患处进行按摩、热熨、艾灸等，对病变肢体进行功能锻炼，从而有助于"老寒腿"的康复。

6. 候鸟式过冬适合老年人吗？

随着物质生活水平的提高，老年人生活观念逐渐改变，一种新的养老方式——候鸟式养老渐渐兴起。冬季寒冷情况下，老年人容易复发老慢支、心脏病等老年慢性病。因此，在条件允许的情况下，很多老年人冬日选择搬到四季如春、气候宜人的地区生活。但这种生活方式是否真的适合老年人？

从中医养生角度而言，应当顺应自然，遵循阴阳五行、生化收藏的变化规律。《灵枢·本神》曰："故智者之养生也，必顺四时而适寒暑。"是指按照一年四季气候阴阳变化的规律和特点进行调养，从而达到养生和延年益寿的目的。四季春、夏、秋、冬，四时寒、热、温、凉的变化是一年中阴阳消长形成的。因此中医理论中有"冬病夏治、夏病冬治""春季养肝、夏季养心、秋季养肺、冬季养肾"一说。春季肝气最足，肝火最旺，应疏肝行气，养护肝脏；夏季心气最旺，阳气旺于外，新陈代谢加快，心脏负担加重，应着重养心；秋季万物收获，气候转入凉爽干燥，应滋养肺腑；冬季万物蛰伏，新陈代谢日益缓慢，应收藏阳气滋养肾脏，以待来年。"候鸟式养老"使中老年人躲避四季更替，不经历生机潜伏、阳气内藏的冬天，身体就不能阳气内藏、休养生息。

依照上述，是不是说候鸟式的养老就是绝对不健康，于身体有损的呢？也不尽然，很多老年人疾病缠身，的确无法在恶劣或不适合的环境中生存，比如患有老慢支、肺气肿的患者就不适合在冽冽寒冬中生活，患有风湿性关节炎患者也不适合在潮湿闷热和寒冷的环境中生活，冠心病、高血压等心脑血管疾病患者也适合在相对温和，饮食清淡，水质柔软的环境中生活。因此，只要注意选择养老的目的地，候鸟式养老方式还是健康有益的。

7. 惊蛰服用安宫牛黄丸有道理吗？

很多老百姓是安宫牛黄丸的"铁粉"，一直深信其是"救命神药"，在家里常备数颗安宫牛黄丸，以备家人救急之需，甚至一些人收藏安宫牛黄丸，在四季节气变化之日（惊蛰、夏至、霜降、冬至前后），尤其在惊蛰节气，将其作为保健品服用，那么这样做到底有没有医学依据呢？

安宫牛黄丸出自清代医家吴鞠通的《温病条辨》一书，是我国传统药物中最负盛名的急症用药之一，与紫雪丹、至宝丹并称为凉开三宝。安宫牛黄丸的组成除牛黄、黄连、黄芩、栀子等苦寒之品外，还有麝香、冰片、郁金等醒神开窍、芳香辟秽之品，具有清热解毒、豁痰开窍的功效。

现代社会老龄化现象严重，健康长寿是大家追求的目标，而影响健康最重要的两大类疾病，一类是心血管疾病，另一类是肿瘤。两大类疾病出现的各种原因导致的高热、惊厥、昏迷等意识障碍或神经功能缺损都属于安宫牛黄丸的适应证，故而老百姓将其奉为"神药"。

惊蛰时分，万物复苏，天气回暖，但气候多变。在这种乍暖还寒、冷热交替之时，人体容易出现血压波动，中风发病率的确较高，《素问·金匮真言论》中指出，"春气者，病在头"，故而高血压、高血脂、高血糖的"高人"这时候服用安宫牛黄丸，可借助药物达到寒热阴阳平衡，预防急症的发生。安宫牛黄丸的临床疗效确实是不容置疑的，但其使用有着非常明确和严格的临床用药指征，它绝不是包治百病的"仙丹妙药"，需要找专业的中医专家辨证用药；没有该病证，千万不可拿来当保健品来吃，有该药用药指征的患者，服用安宫牛黄丸也应避免长期过量使用，注意"中病即止"，否则，药中的朱砂和雄黄分别含有毒性成分硫化汞和硫化砷，长期大量服用会有中毒风险。

8. 如何正确使用"救命神药"安宫牛黄丸？

现在的社会环境及生活条件导致代谢病的发生率越来越高，包括糖尿病、肥胖、痛风等，都属于"热病"。所以很多急性危重症的抢救需要的不是"补"，而是"清"。安宫牛黄丸最主要的作用是清热解毒，符合中医"热者寒之、寒者热之"的治则，在某种程度上就是控制炎症，治疗颅内炎症尤其有效，故而被奉为急症用药"凉开三宝"之首。

那么安宫牛黄丸应该什么时候服用呢？如何服用呢？

（1）常规使用剂量　每次1丸，每天1～2次，连用1～3天，口服或经胃管鼻饲。

（2）小儿推荐使用剂量　根据患儿的年龄用药。通常3岁以内，每次1/4丸；4～6岁，每次1/2丸；7～14岁，每次1丸，1～2次，口服，鼻饲或保留灌肠。

（3）特殊情况下可合并用药或增加剂量　①对虚脱症状明显者，可合用人参6～15g煎汤送服。②病情危重时，当及早、连续、重用安宫牛黄丸。必要时根据具体病情在有经验的中医或中西医结合医师指导下调整用法用量。

（4）禁忌证与相对禁忌证 ①寒闭神昏、脾胃虚弱者、肝肾功能不全者、孕妇、运动员慎用。②哺乳期女性、儿童、老年人使用本品应遵医嘱。③服药期间饮食宜清淡，忌食辛辣油腻食品。④处方中含朱砂、雄黄，常规疗程建议为 3 天，不宜过量久服。⑤忌与亚硝酸盐类、亚铁盐类、硝酸盐类及硫酸盐类药物同服，忌与含有川乌或草乌的药物同服。

9. 泡脚对老年人有用吗？

寒从足下生，温足保太平。中医学认为"诸病从寒起，寒从足下生"，寒邪是六淫之一，性质属于阴邪，其性趋下，而双足位于人体的最下面，最易受到来自外界寒邪的入侵。足底汇集了人体的六条经脉，共有六十六个穴位。足部被称为人体第二心脏，"树枯根先竭，人老足先衰"。热水泡脚如同中医药传统热敷手法，通过疏通气机、调节气血、平衡阴阳，有推动气血运行、温煦脏腑、壮阳气而消阴寒的功效。

10. 老人能吃鹿茸、人参吗？

根据 2020 年版《中国药典》中记载，鹿茸具有壮肾阳，益精血，强筋骨，调冲任，托疮毒的作用，人参具有大补元气，复脉固脱，补脾益肺，生津养血，安神益智的作用。两者虽均为补虚之品，但并不是所有老人都需要吃补品。部分老人本就遭受实邪侵扰，此时吃鹿茸、人参等药品，反而"火上浇油"使得热散不出去，加重病情。只有体寒之人才须吃温补的药物来暖暖身子。同时老人进补需要缓补，鹿茸、人参的药力过于峻猛，长期服用，老人是吃不消的。辨证论治是中医认识疾病和治疗疾病的基本原则，没有任何药物可以包治百病，当然也不是所有老人都适合吃鹿茸、人参，所以任何药物的服用都要在专业医师的指导下才能达到最好的效果。

11. 喝酒对老人有好处吗？

《名医别录》中有记载："酒，味苦甘辛，大热，有毒。"医学认为，适量饮酒可以活血通络，御寒气，缓解筋脉挛急。老人在饮酒时可以选择酒精含量较低的果酒，适量饮用红葡萄酒对于冠心病、血管性痴呆、肥胖等都有正性作用。但酒属于肥甘厚腻之物，老人过多饮酒会导致痰湿内停，脾胃运化生热，老人每日酒精摄入量要小于25g，同时在服用某些药物如抗生素、降压药、镇静剂时是不宜饮酒的。

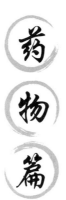

药物篇

1. 冰与火之歌：药物的寒热

冬与夏，冰与火，人们时时刻刻感受着寒热两种状态。中药也分寒热。《神农本草经》最早提出"药有酸咸甘苦辛五味，又有寒热温凉四气"，此即中药的四气五味理论。四气是指药物的寒热温凉四种不同的药性，又称四性，反映了药物对人体阴阳盛衰、寒热变化的作用倾向。

从本质而言，只有寒热两性之分。寒与凉，热与温只是程度的不同，凉次于寒，温次于热。有些文献对药物的四性就以"大寒""大热""微温""微凉"加以描述。

药物的四性其实是人们通过观察药物作用于人体后所产生的不同反应和疗效，归纳总结出来的。所谓"疗寒以热药，疗热以寒药"，四性与所治疗疾病的性质相对应。如患者身大热，汗大出，口大渴，脉洪大，表现为一派阳热实证，用石膏、知母等药物治疗后，症状得以缓解和消除，因此认为石膏、知母是寒凉的。反之，患者恶寒蜷卧，四肢厥冷，面色苍白，脉微欲绝，表现为阴寒内盛之证。用附子、干姜类药物治疗，患者得以舒缓，说明附子、干姜药性温热。

（1）中草药的寒热　通过长期的临床实践，绝大多数已为人们所掌握，如果我们熟悉了各种药物的药性，就可以根据"疗寒以热药、疗热以寒药"和"热者寒之、寒者热之"的治疗原则针对病情适当应用。一般是，寒凉药大多具有清热、泻火、解毒等作用，常用来治疗热性病证。温热药，大多具有温中、助阳、散寒等作用，常用来治疗寒性病证。此外，还有一些药物的药性较为平和，称为"平"性。由于平性药没有寒凉药或温热药的作用来得显著，所以虽有寒、热、温、凉、平五气，而一般仍称为四气。

（2）西药的寒热　《医学衷中参西录》介绍阿司匹林："其味甚酸，其性最善发汗、散风、除热及风热着于关节作疼痛；其发表之力又善表痧疹；其退热之力若少用又可治虚劳灼热、肺病结核。"归纳总结阿司匹林具有发汗解表退热的作用，功似麻黄，属辛凉解表药，性寒。青霉素治疗咽喉痛、咳嗽、痰黄稠，用药后症状消除，痰转白色，而又不出现大便硬结副作用，因此青霉素便属于"寒凉性"药物。阿托品类药物服用后表现为心悸、面色潮红、口干、脉数，根据其在人体产生的现象，认为阿托品性属温热。明辨西药药性，根据患者不同体质表现，辨证施药往往会有意想不到的效果。

2. 以偏纠偏：药物的寒热如何调整人体的寒热？

药物的寒热偏性正是其药效所在。就像水可以灭火，火可以融冰一样，药物的寒热偏性恰好与人体的阴阳失调相对应。寒凉药物能纠正人体的阳热状态，温热药物可以驱散人体的阴寒之邪。《倚天屠龙记》里张无忌被玄冰掌所伤，寒气透骨，非九阳神功不能治疗，就是这个道理。

中医正是根据人体的寒热状态来权衡用药的寒热。比如有些女性不注重保暖，爱吃生冷之物，导致体质寒凉，痛经，冬天手脚冰凉，就适合用温热的药物，可以在家里煮当归生姜羊肉汤喝；如果自己身体很健康甚至是偏热的体质，就不宜大量进补温热之品，这就是"对症下药"，要根据自己的寒热状态选择适合自己的饮食，不可生搬硬套所谓的养生秘诀。

一般情况下，寒凉药物具有清热泻火、凉血解毒、滋阴除蒸、泻热通便、清化热痰、清心开窍等作用，临床上用于实热烦渴、温毒发斑、骨蒸潮热、热结便秘、痰热喘咳、高热神昏等。

温热药物则擅于温里散寒、回阳救逆、补火助阳、引火归原、温经通络等，治疗中寒腹痛、亡阳欲脱、宫冷不孕、虚阳上越、风寒痹症等。

其实生活中也处处体现着寒热思想。榴莲被称为"水果之王"，但是吃多易上火，因此常常再配几个"水果之后"山竹以清降。鱼蟹寒凉，因此用生姜、料酒驱寒。着急上火，喝点菊花茶或者凉茶"败火"。涉水淋雨着凉后，煮些生姜水喝，以发汗驱寒。

脑海中有了"寒热"这根弦儿，你会发现柴米油盐里都蕴藏着祖先们的智慧，它会指导你以更健康的理念生活。

3. 清热药就是清除病原微生物吗？

凡药性寒凉，以清泄里热为主要作用的药物，称为清热药。清热药除了有清除病原微生物的作用，同时还有解热、抗炎、抗过敏、影响机体免疫功能、抗肿瘤等作用。清热解毒、清热燥湿药抗菌、抗病毒作用更为显著。此外，许多清热药还具有抗细菌内毒素作用，能提高机体对内毒素的耐受能力。金银花、蒲公英、穿心莲、黄连、黄芩、鸭跖草、水牛角等能降低大肠杆菌、霍乱弧菌等内毒素所致小鼠死亡率，减轻腹泻及肠道黏膜炎症反应。另外，穿心莲、苦木有抗蛇毒作用。大多数清热药也具有抗急性炎症反应作用。穿心莲、黄连、黄芩、苦参、龙胆草、知母、栀子、玄参、苦豆子等对二甲苯所致小鼠耳肿胀、角叉菜胶所致大鼠足肿胀等急性渗出性炎症有显著的抑制作用，并能对抗组胺等引起的毛细血管通透性增加。

除此之外，多数清热药有明显的解热作用。清热解毒药金银花、大青叶、板蓝根、穿心莲，清热燥湿药黄连、黄柏、黄芩、龙胆草，清热泻火药石膏、知母、栀子，清热凉血药赤芍、丹皮，以及清虚热药地骨皮等，对内毒素或酵母等引起的实验性动物发热，有不同程度的解热作用。栀子醇提物和青蒿水提物还能使动物的正常体温降低，产生降温作用。

清热药对免疫功能也有影响，但作用比较复杂。一方面，多数清热药能提高机体的免疫功能，增强机体的抗病能力。蒲公英、金银花、鱼腥草、穿心莲、黄连、黄芩、栀子等可不同程度地增强非特异性免疫功能；山豆根、金银花、黄连、黄芩等有促进细胞免疫的作用，山豆根、黄柏、金银花等有促进体液免疫的作用，从而增强特异性免疫功能。另一方面，某些清热药又可抑制异常的免疫反应，如黄芩、黄连、穿心莲等能对抗过敏反应，产生免疫抑制作用。

某些清热药如苦参、紫草、北豆根、金银花、青黛等具有一定的抗肿瘤作用。黄芩、牡丹皮、牛黄等清热药还有不同程度的镇静、降压、保肝、利胆等作用。

4. 厨房里的热性药——生姜

葱、姜、蒜是中国厨房里的调料铁三角，绝大多数菜肴都离不开姜所提供的特殊风味。厨房里的姜主要指的是生姜，是常用的"热性"药材之一。烹饪海鲜必用生姜就是运用了"疗寒以热药"的道理，即以生姜的温热之性中和鱼蟹的寒凉之性。

生姜是姜科植物姜的新鲜根茎，味辛性温，具有良好的"散寒"功效。一者，散在表之寒。涉水淋雨后，或有风寒感冒，出现怕冷、鼻塞、流清涕、肢体酸痛等症状时，可煮生姜水服用，或配合红糖、葱白煎服，以发汗解表，祛风散寒。二者，散胃中之寒。生姜素有"呕家圣药"之称，能温中散寒，和中降逆，对于胃寒呕吐尤为有效。三者，散肺中之寒。对于肺寒咳嗽，无论有无外感风寒，皆可选用，配合其他药物治疗。

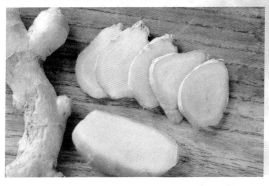

俗语说，"冬吃萝卜夏吃姜"。你一定会疑惑，夏天是"热"的，不是应该吃"凉"的吗？这是因为夏季炎热，人体内部的燥热会由内而外散发至体表，其实胃中并不热。人们贪图凉快，吃冰饮冷，易伤脾胃，且长期待在空调房间，损伤阳气，这些举动无形中加速了胃中虚冷的发生。所以要吃生姜来温暖脾胃，升发阳气。但要注意生姜有一定辛散活血作用，孕妇不可多食。对于体质偏热，易口干舌燥、咽干咽痛、大便秘结的人，也不宜多食。

有趣的是，生姜的温热之性只体现在生姜肉里，生姜皮其实是凉性的，善于利水消肿。此外，将生姜晒干或烘干，就变成了干姜。干姜温热之性仅次于附子，性温燥。将干姜炒至表面微黑、内呈棕黄色，就变成了炮姜。经过炮制，炮姜的性味、功效不变，但辛燥之性减弱，温里的作用变得缓和而持久，并且可以温经止血、止痛，因此常常用于治疗月经病。

5. 清热解毒金银花

中药的药性有寒热之分，我们熟知的金银花就属于寒性药材之一。金银花应用广泛，"双黄连""维C银翘片""银黄片"等多种中成药中都含有金银花。不仅如此，许多保健品、饮料、牙膏、沐浴露、化妆品等产品都能见到金银花的身影。

金银花一名出自于《本草纲目》，由于初开时为白色，后转变为黄色，树上金银相映，故名为金银花。金银花自古被誉为"清热解毒之圣药"，它性甘味寒，气味芳香，甘寒清热而不伤胃，芳香透达又可祛邪，具有清热解毒、宣散风热的功效，它的花、茎、叶、藤均可入药，被称为"药铺小神仙"。金银花具有抗菌、抗炎、抗病毒、解热等药理作用，因其抗菌作用较强还被称为"中药中的抗生素"。临床上常用它来治疗风热感冒、咽喉肿痛、发热、热毒疔疮等热性疾病。

如今养生之道盛行，许多市民喜欢用中药代茶饮，金银花便是其中之一。在炎热的夏季，单味金银花用热水冲泡或加入茶叶泡服可以清热降温、消暑解渴，对于暑热烦渴、风热感冒、咽喉肿痛及小儿热疮、痱子等也有一定疗效。还可以采摘金银花和它的嫩叶，用开水快速焯烫，然后凉拌或者炒食。特别需要注意的是，泡好的金银花最好当日喝完，不要隔夜服用；而且金银花药性偏寒，不宜冷饮，长期食用很容易损伤脾胃，造成胃部不适、腹泻，所以不宜多用久用，一般在暑夏使用较为合适；气虚体弱、脾胃虚寒（经常腹痛、腹泻、腹部发凉、手脚发凉）及女性在月经期间内不可服用。应当科学合理地使用金银花，才能将它的功效发挥到最大。

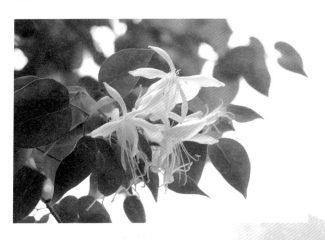

6. 同性相配，力宏功专

《神农本草经》中记载："药有酸咸甘苦辛五味，又有寒热温凉四气。"《素问·至真要大论》中记载："辛甘发散为阳，酸苦涌泄为阴，咸味涌泄为阴，淡味渗泄为阳。"中药药性是中药作用的基本性质和特征的高度概括，是药物发挥疗效的物质基础，以及治疗中所体现出来的作用。四气为寒、热、温、凉，也为中药的四种药性，是与所治疾病的寒、热性质相对而言。可以减轻或消除热证的药物一般属于凉性或寒性，如生石膏、黄连有清热疗效作用，表明这两种药物具有寒性。相对而言，可以减轻或消除寒证的药物一般属于温性或热性，如附子、干姜有温中散寒作用，表明这两种药物具有热性。在临床应用中，药性相同的中药常相配伍应用，且药效更甚，此处配伍可起到 1+1 ＞ 2 的效果。

《伤寒论》经典方剂白虎汤主治阳明气分热盛证，临床症状常见身大热面红、烦躁、喜欢喝水、大汗出。在白虎汤中，石膏苦、辛、大寒，知母苦、甘、寒，药性相同。石膏为君药，主入肺胃气分，善清阳明气分大热，清热而不伤阴；知母为臣药，助石膏清肺胃之热，滋阴润燥，两者相配伍为清阳明气分大热之最佳配伍，力宏功专。

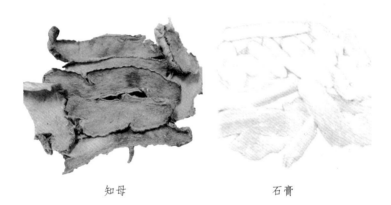

知母　　　　　　　　　　石膏

"藿佩"是藿香、佩兰的简写，两者药性相同，临床多同用，为对药。藿香味辛，性温，佩兰性平，味辛，两者功效辛温芳化，药材质地轻且芳香，药性上浮，两者常相配伍主治上焦中焦湿邪阻滞引起的气机不畅。

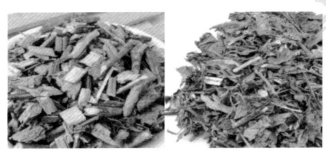

藿香　　　　　　　　　　　佩兰

《伤寒论》经典方剂大承气汤主治阳明腑实证、热结旁流证等，临床症状常见大便不通，频转矢气，脘腹胀满，腹痛拒按，舌苔黄燥起刺。方中大黄药性苦、寒，有泻下攻积、清热泻火等功效；芒硝药性咸、苦、寒，内服有泻下通便、润燥软坚的功效。两者药性相同，大黄为君药，攻积通便，清肠胃邪热积滞，芒硝为臣药，泄热通便，二者相配伍治疗阳明腑实的大便不通，疗效 1+1 > 2。

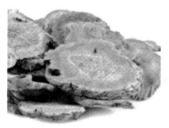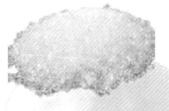

大黄　　　　　　　　　　　芒硝

7. 对药的寒热

除了同性相配，药对往往是一阴一阳、一寒一热。中药的寒热配伍是指针对热证或寒证，将寒凉药和温热药合用的一种特殊配伍方法。而寒热相配有不同的搭配作用，通常有以下三种情况：治疗主证和兼证；佐治药性；去性存用。

慢性胃炎有时见寒热错杂证候，既往有喜热恶寒的饮食习惯，但食生冷食物后胃脘痞满，兼见口苦、口干、苔黄而腻的热象，有时可出现口腔溃疡等症状，临床常用半夏泻心汤治疗此类寒热错杂疾病。前人称此方有"辛开苦降"疗效。辛开者，半夏、干姜之辛热以开之，苦降者，黄连、黄芩之苦寒以降之，半夏散结消痞、降逆止呕，干姜温中散邪，黄芩、黄连苦寒，泄热。

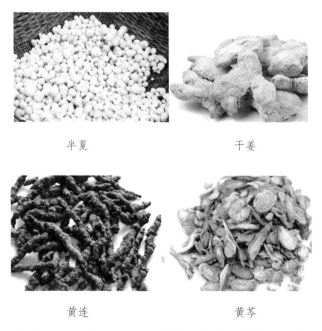

半夏   干姜

黄连   黄芩

《丹溪心法》中左金丸主治肝气郁滞化火犯胃，临床常见胁肋疼痛、胃反酸、呕吐、口苦等症状。方剂中的中药黄连苦寒，虽然可以清泄肝胃之火，单纯使用大苦大寒的药物，不能将郁结打开，也可能伤害脾胃，因此用辛热的药物吴茱萸，能够使肝气散开，缓解胃气上逆，既可帮助黄连和胃降逆，又能遏制黄连的寒性，既可以清泄火气，又没有太过寒凉而伤害脾胃。

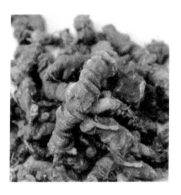

黄连

《金匮要略》中大黄附子汤治疗寒积里实证，临床见阳虚寒结，腹胁疼痛，排便次数减少，伴排便困难、粪便干结，发热，手足厥冷等症状。大黄味苦性寒，善于通里攻下，凉血化瘀，清热解毒。附子大辛大热，功擅回阳救逆，温经通脉，散寒止痛。这里因患者本身有手足厥冷等寒证表现，不适合用大寒的中药大黄，但在此处取大黄通大便的功效，而寒凉的药性被大辛大热的附子消除或减轻。

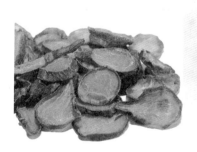

附子

8. 角药的寒热

想必大家都听过"用药如用兵"这句话，中医师在遣方用药时犹如调兵遣将，选择合适的药物才能够获得更好的疗效。这些"兵"不仅仅指单味药材，还包括了药对与角药。前面已经介绍过药对了，那么角药是什么呢？角药介于药对与方剂之间，由三味中药配成一组，如三足鼎立、互为犄角。但并非所有三味药组都可以称为角药，它应是基于中药四气五味、归经、七情等理论，并可发挥协同、减毒等治疗作用的三味药组，配伍精妙。角药既可以成为方剂的一部分，亦可以独立成方，具有重要的组方意义。

角药的应用始见于《伤寒论》，小青龙汤中的"干姜、细辛、五味子"可以说开创了角药之先河。三药同用，温肺化饮，止咳平喘，是治疗痰饮咳嗽不可缺少的一部分。角药之中也蕴藏着许多寒热并用的例子，通过寒热药物的配伍起治疗作用。比如经方中的角药"大黄、附子、细辛"，三者相伍则为大黄附子汤，其中的热药附子和细辛温经散寒止痛，寒药大黄的寒凉之性受附子、细辛制约，只取其泻下通便、荡涤胃肠之功。三药寒热并用，相反相成，寒积去而阳气行，大便得解，腹气自通，用以治疗阳气不足、阴寒凝滞引起的大便秘结之证。

角药是药对的扩展，意蕴丰富，被历代医家所推崇，如今已广泛地应用于临床各科，为中医药诊疗疑难疾病提供了新的思路与方法，值得我们深思与探讨。

9. 凉开三宝：安宫、紫雪、至宝丹

不知道大家有没有听说过这句俗语："乒乒乓乓紫雪丹，不声不响至宝丹，糊里糊涂牛黄丸。"这句话描述的是中医学中的凉开三宝：安宫牛黄丸、紫雪丹和至宝丹，三者因能"拯危救急，屡起沉疴"而享有美誉。

这三者均由芳香开窍药和清热凉血解毒药为主组成，具有清热开窍之功，治疗热闭心包之证，症见高热神昏、谵语抽搐等。临床上用于中风、脑炎、脑膜炎、中毒性脑病、脑出血等见上述证候者。三者功用相似，但又各有所长。

安宫牛黄丸中的天然牛黄、犀角、天然麝香材料稀缺，得之不易，价格昂贵，因此安宫牛黄丸算得上药中贵族。此外方中含有黄连、黄芩、栀子、郁金、朱砂等大量清热凉血解毒之药，因此安宫牛黄丸长于清热解毒，适用于热盛神昏，"糊里糊涂"的患者。

至宝丹集众多名贵中药材于一方，且疗效卓著，堪称药中至宝，故此得名。至宝丹中使用的"香料"是最多的，有龙脑、麝香、安息香，因此长于开窍醒神，化浊辟秽，适用于痰浊偏盛、神昏较重之证，患者神志昏迷不醒，因此"不声不响"。

紫雪丹的名字尤为动听，因药性大寒犹如霜雪，外观"霜雪紫色"而得名。紫雪名虽轻盈，实则重镇之品。方中含有石膏、滑石、寒水石、朱砂、磁石、羚羊角、犀角（现已禁用，多用水牛角代）等重镇解痉之药。因此紫雪丹的清热解毒之力不及安宫牛黄丸，开窍化浊之功逊于至宝丹，但长于息风止痉，对热闭心包及热盛动风，神昏而有惊厥抽搐者较为合适。手脚抽搐往往会发出乒乒乓乓的声响，故曰"乒乒乓乓紫雪丹"。

凉开三宝对于中风等急症屡显奇效，但普通民众切不可将其当成"神药"用于日常保健。由于方中含有大量清热药物，平时服用反而寒凉伤胃，引起腹痛、腹泻等。此外还含有麝香等各类芳香类药物，芳香走窜，有损胎气，孕妇慎用、忌用。朱砂、雄黄之类更是有毒之品，不可久服。应遵从医嘱、对症下药。

10. 舌尖上的温中方——当归生姜羊肉汤

还记得《舌尖上的中国3》中华药膳篇的当归生姜羊肉汤

吗？不错，这其实是医圣张仲景不小心玩了个跨界，为餐饮界贡献了一道效、味俱佳的食疗方。

本方记载于《金匮要略》，已传承 2000 多年。"寒疝，腹中痛，及胁痛里急者，当归生姜羊肉汤主之""产后腹中疞痛，若虚寒不足者，当归生姜羊肉汤主之"。这道方子符合仲景老先生一贯的风格——方小、药精、效宏。全方只有三味药，当归 20g、生姜 30g、羊肉 500g，组成极简，而养血补虚、散寒止痛的功效颇佳。

全方以羊肉为君药，羊肉是老少皆宜的美味，性质温热，中医称"血肉有情之品"，可温中养血补虚，充分体现《内经》中"精不足者，补之以味"的思想。当归是常用的补血活血药物，当归身偏补血，当归尾偏活血，整体则补而不滞，行而不伤。生姜是仲景运用最广泛的中药之一，也是厨房不可或缺的调料，可温中散寒止痛。三者相互配合，益气血，祛寒邪，止疼痛，是冬季食养良方。

当归生姜羊肉汤的适应证非常广泛，主要用于治疗寒性的疝气、腹痛、两胁疼痛。女子血易亏，因此也常用于治疗女性虚寒性痛经，宫寒不孕，产后腹部凉痛，血虚乳少等。对于怕冷的贫血患者，此方再好不过了。当然，它也有禁忌证。因为羊肉为腥膻发物，方子偏温补，皮肤病患者、过敏性哮喘者不宜食用；平时怕热，易上火，口腔溃疡的人，以及发热、咽喉肿痛者也不宜食用。总之，适用此方的关键在于"虚寒"二字，一切虚寒体质者皆可日常食用以调理。

是不是已经摩拳擦掌，跃跃欲试了？那来看看怎么做吧。

把买来的羊排或者羊肉切小块，用清水洗干净，下锅去其血水；或加入料酒烧开，以松化质地，解放肌理。而后加入生姜，以大火烧开，转小火慢炖，一个半小时后，加当归再炖十五分钟，最后加适量盐佐味。尽量不要随便加料，因为每加一味，都有可能破坏原本的功效，不要因追求美味，而失去原意。

最后用《舌尖上的中国 3》中的话结束，中医追求固本培元，养正攻邪，方便易得，以日常手段来强身去痛，"药食同源"的理念即用食物来实现疗愈和养生。古老的传承里，仍有我们尚未知道的价值。

11. 胃中寒热错杂——半夏泻心汤

寒与热是两种相反的属性。大家听到寒热错杂肯定会有所疑问，寒热该如何共存呢？实际上寒热错杂证应是寒与热同时存在于患者体内，而非在同一部位，比如上热下寒、胃热肠寒、胃寒肠热这些形式都可以出现。针对这种有寒有热的病证，就不得不说说寒热药并用的经典方剂——半夏泻心汤了。

半夏泻心汤出自医圣张仲景所写的《伤寒杂病论》，由半夏、黄芩、黄连、人参、干姜、炙甘草和大枣七味中药组成。药方中热药为半夏和干姜，半夏辛温，既能散结消痞，又可降逆止呕，而干姜可温中散寒；寒药为黄芩、黄连，两者苦寒，主泄胃中之热。这四味药材辛开苦降、寒热并用。又因为寒热错杂，脾胃不调，所以加上人参、红枣、甘草以益气补脾，不仅可以恢复脾胃的正常功能，还能够调和寒热药的药性。

半夏泻心汤最初用于治疗寒热错杂之心下痞证，所谓的"心下痞"就是指患者自觉胃脘部胀满不通，且按之不痛，可伴有食欲不振、呕吐、肠鸣、腹泻等症状。目前在临床上广泛应用于慢性胃炎、消化道溃疡、功能性胃肠病、胃食管反流、消化道恶性肿瘤等消化道疾病，均取得了显著疗效。

半夏泻心汤历史悠久，效专力宏，被誉为治脾胃病的千古名方。虽然半夏泻心汤临床疗效很好，但在使用时也有一定的禁忌，而且中医治病讲究辨证论治，需要针对每个人的体质和病情对方药进行一定的调整，所以一定要在专业中医师的指导下才可使用，切不可自行盲目服用。

12. 肠中寒热错杂——乌梅丸

蛔虫是常见的寄生虫，随着生活水平的提高和卫生工作的充分开展，蛔虫病的感染率已明显降低，感染了蛔虫可以通过口服驱虫药进行治疗。那么在古代，医生们如何治疗蛔虫病呢？《伤寒杂病论》中就记载了一张治疗蛔虫病良方——乌梅丸。

中医学认为蛔虫得酸则静，得辛则伏，得苦则下，所以用酸味的乌梅，辛温的蜀椒、细辛和苦寒的黄连、黄柏对付它最为合适；蛔虫喜温怕冷，好动喜窜，加上附子、干姜、桂枝可以温脏祛寒，防止蛔虫四处乱窜；蛔虫长期寄生在体内吸取营养，久则气血两虚，所以用人参、当归甘和调养气血。这些药物组合起来便是乌梅丸了。乌梅丸中既有寒性的黄连、黄柏，也有热性的蜀椒、细辛、附子、干姜、桂枝，且辛酸苦甘四种药性合用，寒热并用，清上温下，攻补兼施，能有效地调理寒热虚实。所以乌梅丸不仅仅可治蛔，还广泛应用于内、外、妇、儿各科疑难杂症中，只要病机符合寒热错杂、虚实夹杂，皆可以使用乌梅丸化裁治疗。如今在临床上多用于治疗溃疡性结肠炎、肠道寄生虫、慢性胃肠炎等消化系统疾病。

乌梅丸中的主药乌梅也是一味药食同源的制品，我们常喝的消暑饮料酸梅汤就是以乌梅为主要原料制成的，喝一杯酸梅汤不仅可以去油腻，还可以健脾开胃、提神醒脑。但乌梅本身酸涩，为了获得较好的口感，市面上的酸梅汤中常加入许多白糖，所以喝过多的酸梅汤并不健康。另外，脾胃不好、胃酸过多、易腹泻的人群及儿童也不宜多喝。

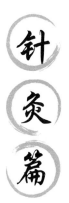

针
灸
篇

1. 艾灸只能用来祛寒吗？

艾灸，古代又称作艾焫（ruò），《说文解字》中说"灸乃治病之法，以艾燃火，按而灼也"。以此可见，艾灸是将艾绒点燃后放置在穴位或病变的部位，进行烧灼和熏熨，借助这种温热的刺激及艾的药物作用，起到温通气血、扶正祛邪以防治疾病的一种中医外治方法。

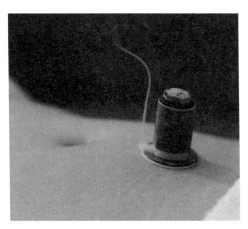

艾叶气味芳香，味辛、微苦，性温热，具有纯阳之性，经过加工之后制成细软的艾绒，易于燃烧，点燃后热力温和，能窜透皮肤，直达体表深部。

灸法适用范围极其广泛，从其作用机理来看，艾灸主要通过温热透达腧穴或病变部位的深部，同时和艾叶芳香温通药性相辅相成，所谓"寒者热之"，《素问·异法方宜论》曰："脏寒生满病，其治宜灸焫。"由此可见，灸法最主要的适应证是寒证、虚证、阴证，对慢性病及阳气虚寒者最为适宜。

归纳起来，艾灸的功能及适应证有以下几个方面。

（1）用于治疗寒凝血滞、经络痹阻引起的各种病证，如风寒湿痹、痛经、经闭、寒疝腹痛等。

（2）用于治疗外感风寒表证及中焦虚寒呕吐、腹痛、泄泻等。

（3）用于治疗脾肾阳虚，元气暴脱之证，如久泄、久痢、遗尿、遗精、阳痿、早泄、虚脱、休克等。

（4）用于治疗气虚下陷、脏器下垂之证，如胃下垂、肾下垂、子宫脱垂、脱肛等。

（5）用于治疗外科疮疡初起，以及瘰疬等。用于疮疡溃久不愈，有促进愈合、生肌长肉的作用。

（6）用于治疗气逆上冲的病证，如脚气冲心、肝阳上升之证可灸涌泉治之。

（7）防病保健。现代临床发现，常灸足三里、大椎等穴，能激发人体正气，增强抗病能力，起到防病保健的作用。

虽然艾灸主要用来治疗寒证，但一直以来，也有不少医家在热证中应用艾灸，如《黄帝内经》里就明确提出了热证可以用灸，"火郁发之""寒热虚实，火自当之"，并提到用艾灸治疗痈疽。唐代孙思邈进一步扩大了灸法的应用范围，将其应用到治未病、急症、热证等方面。《备急千金要方》里指出艾灸法有宣泄脏腑实热的作用，如"小肠热满，灸阴都，随年壮""消渴，口干不可忍者，灸小肠俞百壮，横三间寸灸之"等。金代刘守真也主张"热证可灸"，认为灸法既可用于实热证以"引热外出"，还可以用于寒热格拒以"引热下行"。朱丹溪认为，阴阳互根，运用灸法可达到阳生阴长，益气生津的目的，故阴虚证用灸法，有补阳之功，即《丹溪心法》提到的"大病虚脱，本是阴虚，用艾灸丹田者，所以补阳，阳生则阴长也"。朱丹溪认为，热证施灸得当可达泄热排下、散火祛痰、养阴清热之功。

现代研究也发现艾灸具有退热、抗炎、调节中枢神经递质水平，改善中枢神经传导功能、调节免疫应答功能，临床中也有很多灸法治疗热证的成功报道。

需要指出的是，虽然艾灸的适用范围非常广泛，且因其操作简单，普通人也能掌握而得以普遍传播，但不当应用以至滥用也会引发诸多不良后果，导致病情加重、晕厥、过敏反应，甚至致残、致死，因此特别是在热证中应用时，应更加谨慎，必须有专业医生的指导。

2. 拔罐治疗中的"寒热"

2016 年的里约奥运会上，美国游泳名将迈克尔·菲尔普斯身上一圈圈的"神秘"黑紫印让外国人特别疑惑，但中国人一看就明白了，这不就是拔火罐的印记吗？拔罐在中国最早出现在西汉，国外古希腊、古罗马时代也曾经盛行拔罐疗法，传承千年，是以罐为工具，利用燃火、抽气等方法产生负压，使之吸附于体表腧穴或患处产生刺激，以防病治病的一种方法。在中国古代，常常用筒形的兽角作为拔罐的器具，并多用燃烧火力排气，所以又称为"角法""吸筒法""火罐气"。

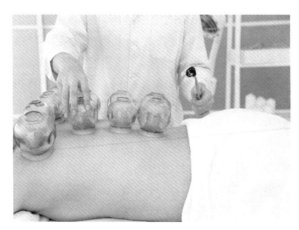

拔罐的作用一方面是机械刺激，通过产生负压，使机体局部组织充血、水肿，毛细血管通透性与组织气体交换增强，进而毛细血管破裂，血液进入组织间隙发生瘀血，红细胞破坏而发生溶血现象。同时由于负压的吸拔或熨刮、摩擦、牵拉、挤压，对皮

肤和肌肉浅层的良性刺激，不仅能调节血液循环，也刺激了神经、皮下腺体、肌肉等多个系统，从而引起一系列的神经－内分泌反应。另一方面通过温热刺激，使得局部温度升高，血管扩张，血流量增加，促进了血液循环和新陈代谢，可以改善组织的营养供给，增强皮肤深层细胞的活力、血管的通透性、细胞的吞噬能力，从而增强组织的耐受性与抗病能力，通过反射机制而对全身起到调节作用。

由此可见，拔罐不仅能够祛风除湿、温经散寒、活血通络止痛，治疗一系列寒证、寒湿证，还能配合刺络放血以清热降火、解毒泄浊、吸毒拔脓，从而治疗很多热性疾病。因此应用范围非常广泛，如风湿痹痛、腹痛、消化不良、头痛、高血压、感冒、咳嗽、腰背痛、月经病、软组织损伤、目赤肿痛、麦粒肿、丹毒等，尤其对小儿患者更为适用。当然拔罐也不是万能的，对于高热、抽搐、痉挛等症，皮肤过敏或溃疡破损处，肌肉瘦削或骨骼凹凸不平及毛发多的部位不宜使用，孕妇腰骶部及腹部均须慎用。

3. 刺络放血法的"寒热"

用针具刺破血络或腧穴，放出适量血液，达到治疗疾病目的的方法，古人称之为"刺血络"或"刺络"，现代称为"放血疗法"，因现代常用三棱针进行治疗，所以也叫作三棱针法。

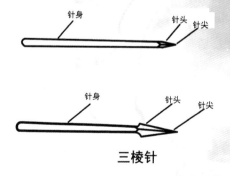

三棱针

三棱针由古代九针之中的锋针发展而来，其针柄稍粗呈圆柱形，针身呈三棱状，尖端三面有刃，故称三棱针。《灵枢·九针论》中说，锋针可以"泻热出血"，《灵枢·九针十二原》说"锋针者，刃三隅，以发痼疾""宛陈则除之"。因此三棱针在古代主要是用来泻血排脓以治疗难治性病症的工具。

三棱针治疗以泻为主，具有行气活血、消肿止痛、泻热开窍等作用，故而临床常用于实热证、气滞血瘀证，以疼痛、发热、肿胀为主要表现的疾病，如头痛、发热、中暑、中风闭证、咽痛、痈疖初起、扭挫伤、丹毒、顽痹等。对于急症、疑难杂症有特殊的疗效。对于体质虚弱者、孕妇、产后及有出血倾向者，本方法不宜使用。

4. 针灸法宝——烧山火与透天凉

"烧山火"和"透天凉"是临床常用的一类针刺复式补泻手法，其中火和凉二字又代表什么意思呢？"烧山火"和"透天凉"最早见于《针灸大成·金针赋》中："考夫治病，其法有八。一曰烧山火，治顽麻冷痹，先浅后深，用九阳而三进三退。慢提紧按，热至，紧闭插针，除寒之有准。二曰透天凉，治肌热骨蒸。先深后浅，用六阴而三出三入，紧提慢按，徐徐举针，退热之可凭。皆细细搓之。去病准绳。"从原文中可以看出，烧山火可以用于治疗顽麻冷痹，也就是所说的寒证；透天凉可以用于治疗肌热骨蒸，也就是所说的热证。中医治则上常说热者寒之，寒者热之，"火"克寒，"凉"克热，这两种针刺手法在名字上就讲述了其可以治疗的病证。

我们将所刺腧穴的深度分为浅、中、深三层（天、人、地三部）。烧山火手法先浅后深，透天凉则与之相反，先深后浅。行烧山火手法后患者常自觉针下热感，其操作手法为：将针刺入腧穴内相应深度的上 1/3（天部），得气后行捻转补法，再将针刺入中 1/3（人部），得气后行捻转补法，然后将针刺入下 1/3（地部），得气后行捻转补法，即慢慢地将针提到上 1/3，如此反复操作 3 次，即将针紧按至地部留针。在操作过程中，或配合呼吸补泻法中的补法，用于治疗冷痹顽麻，沉寒痼冷，命门火衰，脏腑经络元气不足等虚寒之证，如瘫痪麻痹，寒湿痹症，四肢厥冷，腹中寒痛，五更泄泻等。行透天凉手法后患者常自觉针下凉感，与烧山火操作相反。操作手法：将针刺入腧穴内相应深度的下 1/3（地部），得气后行捻转泻法，再将针紧至中 1/3（人部），得气后行捻转泻法，然后将针紧提至上 1/3（天部），得气后行捻转泻法，将针缓慢地按至下 1/3，如此反复操作 3 次，将针紧提至上 1/3 即可留针。在操作过程中，或配合呼吸补泻法中的泻法，常用于治疗热痹、急性痈肿等热性疾病。

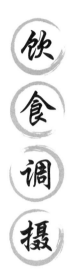

饮食调摄

1. 饮食分寒热

（1）什么叫寒性食物 寒与凉在性质上是一致的，但程度有所不同。寒性食物有助于清火、解毒，可用来辅助治疗火热病证。凡是面红目赤、狂躁妄动、神昏谵语、颈项强直、口舌糜烂、牙龈肿痛、口干渴、喜冷饮、小便短赤、大便燥结、舌红苔黄燥、脉数等实火病证，可以其为原料烹制食用，有助于清火祛病。

（2）寒凉性质的食物有什么作用 属于寒性和凉性的食物，同寒、凉性药物一样属阴，有清热、泻火、凉血、解毒等功效；食后能起到清热、泻火甚至解毒的作用，对热证、火证有治疗作用。如荞麦、糜子米、绿豆、苋菜、冬瓜、苦瓜、西瓜、梨等食物都具有微寒、寒或者凉的性质，因此都能起到清热泻火的作用。寒凉性质的食品，可治疗热性疾病，适宜于热证患者食用，寒证及虚证患者用之会加重其病情。

（3）什么叫热性食物 中医学认为，食物具有不同的性味和作用，它们具有寒、热、温、凉"四性"，其中能减轻和消除寒证的食物称为热性食物。所谓的"温"性食物，是指葱、韭菜、白菜等能使身体温暖的食物。所谓的"热"性食物，是指比温性食物更易使身体产生温热作用，大致上是一些香辛辣的佐料之类。

（4）温热性质的食物有什么作用 温热性食物属阳，有散寒、温经、通络、助阳等功效。凡属于热性或温性的食物，食后能起到温中、补虚、祛寒的作用，可以治疗寒证、虚证（阴虚证除外），如羊肉、鲫鱼、栗子、荔枝、花椒、小茴香、红糖等食品，都具有温、热的性质，能起到补虚、除寒、温中的作用，适宜于寒证和虚证，不宜于热证。

（5）什么叫平性食物 平性食物是相对于寒凉和温热性质而言的一类食物，其寒热性质不明显，比较平和，不论寒证还是热证都可选用。平性食物多为营养保健之品，如米、面、黄豆、山芋、萝卜、苹果、牛奶等。

2. 如何区分食物的寒与热？

（1）通过颜色辨寒热　颜色偏绿，性偏寒；颜色偏红，性偏温。绿色植物接近地面，吸收地面湿气，故而性偏寒，如绿豆、绿色蔬菜等。颜色偏红的植物如辣椒、枣、石榴等，虽与地面接近生长，但果实能吸收较多的阳光，故而性偏热。

（2）通过味道品寒热　味苦、味酸的食物性多偏寒，如苦瓜、苦菜、芋头、梅子、木瓜等。味辛、味甜者，由于接受阳光照射的时间较长，多偏热，如大蒜、柿子、石榴等。

（3）通过地域知寒热　一般而言，水生植物偏寒，藕、海带、紫菜等为寒性。而长在土壤中的根茎类食物，如花生、土豆、山药、姜等，由于长期埋在土壤中，水分较少，故而性热。

（4）通过环境感寒热　背阴食物偏寒，向阳植物偏热。背阴朝北的食物吸收的湿气重，很少见到阳光，故而性偏寒，如蘑菇、木耳等。而生长在空中或有向阳性的食物，比如向日葵、栗子等，由于光照充足，故性偏热。

（5）通过季节断寒热　冬、夏季食物性寒，春、秋季食物性热。冬天生长的食物，因为寒气重，故而性偏寒；在夏季生长的食物，由于接收的雨水较多，也性寒；春、秋季食物多偏热性。

如果出现新食品，从其外观等难以区分其寒热属性。则从以下方面判断其寒热。

寒性食物属阴，有清热、泻火、凉血、解毒等功效，食后能起到清热泻火甚至解毒的作用。若该食物有此功效则属性寒，可治疗面红目赤、狂躁妄动、神昏谵语、颈项强直、口舌糜烂、牙龈肿痛、口干渴、喜冷饮、小便短赤、大便燥结、舌红苔黄燥、脉数等实火病证。

温热性食物属阳，有散寒、温经、通络、助阳等功效。凡属于热性或温性的食物，食后能起到温中、补虚、祛寒的作用，若该食物有此功效则属性热，服用后可以治疗寒证、虚证（阴虚证除外）。具有温、热的性质，能起到补虚、除寒、温中的作用。

3. 谷肉果菜的寒热属性分类

（1）谷类饮食寒热性　性平：大米、玉米、青稞、米皮糠（米糠）、番薯（山芋、红薯）、芝麻、黄豆、饭豇豆（白豆）、豌豆、扁豆、蚕豆、赤小豆、黑大豆、燕麦。

性温：糯米、黑米、西谷米（西米）、高粱。

性凉：粟米（小米）、小麦、大麦、荞麦、薏苡仁、绿豆。

（2）肉类饮食寒热性　性平：猪肉、猪心、猪肾、猪肝、鸡蛋、鹅肉、驴肉、野猪肉、阿胶（驴皮胶）、牛奶（微凉）、酸牛奶、人奶、甲鱼（微凉）、龟肉（微温）、干贝、泥鳅、鳗鱼、鲫鱼、青鱼、黄鱼、乌贼鱼、鱼翅、鲈鱼、银鱼、鲥鱼、鲤鱼、鲳鱼、鲑鱼、橡皮鱼、海参（微凉）。

性温：黄牛肉、牛肚、牛髓、羊肉、羊肚、羊骨、羊髓、鸡肉（微温）、乌骨鸡、蚕蛹、羊奶、虾、蚶子（毛蚶）、淡菜（水菜）、鲢鱼、带鱼、鳊鱼、鲶鱼、刀鱼、混子鱼、鲦鱼（白条鱼）、鳟鱼、鳝鱼（黄鳝）、大头鱼。

性凉：水牛肉、鸭肉、兔肉、马奶、蛙肉（田鸡）、鱼、鲍鱼。

性寒：螃蟹、海螃蟹、蛤蜊（沙蛤、海蛤、文蛤）、牡蛎肉、田螺（大寒）、螺蛳、蚌肉、蚬肉（河蚬）、乌鱼、章鱼。

（3）果类饮食寒热性　性平：李子、花红（沙果）、菠萝、葡萄、橄榄、葵花子、香榧子、南瓜子、芡实（鸡头果）、莲子、椰子汁、柏子仁、花生、白果、榛子、山楂、板栗、百香果、柠檬、番石榴、酪梨、凤梨、莲雾、柳橙、甘蔗、木瓜、橄榄、梅子、印度枣等。

性温：桃子、杏子、大枣、荔枝、桂圆肉、佛手柑、柠檬（性微温）、金橘、杨梅、石榴、木瓜、槟榔、松子仁、核桃仁、樱桃、榴莲、芒果、龙眼、红毛丹、水蜜桃、板栗、释迦、椰子肉、乌梅、红枣等。

性凉：苹果（性微凉）、梨、芦柑、橙子、草莓（性微凉）、芒果、枇杷、罗汉果、菱、莲子芯、百合。

性寒：柿子、柿饼、柚子、香蕉、桑椹、洋桃、无花果、猕猴桃、甘蔗、西瓜、甜瓜（香瓜）。

（4）菜类饮食寒热性　性平：山药、萝卜（微凉）、胡萝卜、包菜、茼蒿、大头菜、青菜、母鸡头、豆豉、豇豆、土豆、芋头、生姜（微温）、海蜇、黑木耳（微凉）、香菇、平菇、猴头菇、葫芦。

性温：葱、大蒜、韭菜、芫荽（香菜）、雪里蕻、洋葱、香椿头、南瓜。

性热：辣椒、干姜。

性凉：西红柿（微凉）、旱芹、水芹菜、茄子、油菜、苤蓝、茭白、苋菜、马兰头、菊花脑、菠菜、金针菜（黄花菜）、莴苣（莴笋）、花菜、枸杞头、芦蒿、豆腐（豆腐皮、豆腐干、豆腐乳）、面筋、藕、冬瓜、地瓜、丝瓜、黄瓜、海芹菜（裙带菜）、蘑菇、金针菇。

性寒：慈菇（微寒）、马齿苋、蕹菜（空心菜）、木耳菜（西洋菜）、莼菜、发菜（龙须菜）、蕺菜、竹笋（微寒）、瓠子、菜瓜、海带、紫菜、海藻、地耳、草菇、苦瓜、荸荠。

（5）其他饮食寒热性　性平：白糖、冰糖（微凉）、豆浆、枸杞子（微温）、灵芝、银耳（微凉）、燕窝、玉米须、黄精、天麻、党参、茯苓、甘草、鸡内金、酸枣仁、菜油、麻油、花生油、豆油、饴糖（麦芽糖、糖稀）。

性温：生姜、砂仁、花椒、紫苏、小茴香、丁香、八角、茴香、山柰、酒、醋、红茶、石碱、咖啡、威士忌、红糖、桂花、松花粉、冬虫夏草、紫河车（胎盘）、川芎、黄芪（性微温）、太子参（微温）、人参、当归、肉苁蓉、杜仲、白术、何首乌（微温）。

性热：胡椒、肉桂、奶油蛋糕、巧克力。

性凉：绿茶、蜂蜜、冰激凌、蜂王浆、啤酒花、槐花（槐米）、菊花、薄荷、胖大海、白芍、沙参、西洋参、决明子。

性寒：酱油、面酱、盐、金银花、苦瓜茶、苦丁茶、茅草根、芦根、白矾。

4. 茶叶的寒与热

"寒夜客来茶当酒，竹炉汤沸火初红。"中国是茶的故乡，中国人发现并利用茶，据说始于神农时代，至今少说也有4700多年了。《开门七件事》曰："柴米油盐酱醋茶，般般都在别人家。"茶可以说已经浸入了中国人骨子里，饮茶可能是大部分中国人每天要做的一件事，我们经常说饮茶有益身体健康，但每个人的体质不同，不同品种的茶性质也不同，中医讲究"性"，将食物分为寒、凉、温、热"四性"，只有喝对茶才能真正对身体有益。对于茶叶的寒热，你有了解吗？

首先来看看常见的茶叶种类，主要的种类有绿茶、黄茶、白茶、青茶、红茶、黑茶。之所以有这样的分类是因为它们发酵程度不同，发酵程度越高的茶性质上越偏"热"，反之，发酵程度越低就越偏"寒"。

类　别	发酵程度	茶　性
绿　茶	不发酵	寒　性
黄　茶	微发酵	寒　性
白　茶	轻发酵	凉　性
青　茶	半发酵	平　性
红　茶	全发酵	温　性
黑　茶	后发酵	温　性

如何选择适合自身体质的茶呢？简单来说就是八个字，"寒者热之，热者寒之"。具体来说，热性体质者应喝凉性茶，例如，平素容易"上火"，大便干燥，口腔溃疡，目赤肿痛者，多属于热性体质，应喝凉性茶。而虚寒体质者，如吃点生冷的东西就拉肚子，平素大便不成形，体质较弱易外感者，应喝中性茶或者温性茶。

（1）性寒的绿茶　绿茶（西湖龙井、安吉白茶、洞庭碧螺春、六安瓜片等）性寒，适合体质偏热、胃火旺、精力充沛的人饮用，且汤色透彻，或水清茶绿，或浅黄透绿，天热、心躁之时品饮，给人清凉爽新之感。

禁忌：肝病患者忌喝，绿茶中咖啡碱经肝脏代谢，饮茶过多影响损害肝功能；孕妇和手术后患者不宜喝，绿茶含有一种物质会阻止新生血管生成；胃寒的人不宜喝，以免引起肠胃不适；神经衰弱者和失眠症者临睡前不宜饮茶。

（2）性寒的黄茶　黄茶（君山银针、蒙顶白芽、霍山黄芽等）性寒，功效也跟绿茶大致相似，不同的是口感，绿茶清爽、黄茶醇厚。

禁忌：黄茶归于轻发酵茶，制造工艺近似绿茶，富含很多的茶碱、茶多酚等成分，能影响胃部的活动，因而胃部不适者不适宜饮用。其次，黄茶中富含鞣酸成分，会影响身体对铁的吸收，因而孕妈妈不适宜饮用黄茶，不然可能形成胎儿缺铁。

（3）性凉的白茶　白茶（白毫银针、月光白、白牡丹等）性凉，适用人群和绿茶相似，但"绿茶的陈茶是草，白茶的陈茶是宝"，陈放的白茶有祛邪扶正的功效。

禁忌：白茶性寒凉，对于胃"热"者可在空腹时适量饮用。胃中性者随时饮用都无妨，而胃"寒"者则要在饭后饮用。用量方面，一般每人每天只要5g就足够，老年人更不宜太多。其他茶也是如此，饮多了就会"物极必反"。

（4）性平的青茶　青茶即乌龙茶（大红袍、武夷水仙、凤凰单丛等）性平，适宜人群最广。有不少好的乌龙茶，特别是陈放佳的乌龙茶，会出现令人愉悦的果酸，中医学认为酸入肝经，因此有疏肝理气之功，但脾胃不佳者不宜多饮。乌龙茶中的武夷岩茶，更是特点鲜明，味重，"令人释躁平矜，怡情悦性"。凤凰单丛茶香气突出，在通窍理气上尤为明显。

禁忌：忌空腹饮乌龙茶，因为这样很容易出现茶醉的现象，出现类似头晕、心慌、手脚无力等症状；忌睡前饮乌龙茶，这样只会让自己难以入眠。另外，冷了凉掉的乌龙茶最好要加温后饮用，因为冷饮乌龙茶会很容易对胃产生不利。

（5）性温的红茶　红茶（正山小种、金骏眉、祁门红茶、滇红茶等）性温，适合胃寒、手脚发凉、体弱、年龄偏大者饮用，加牛奶、蜂蜜口味更好。甜入脾经，具有补养气血，补充热能，解除疲劳，调和脾胃等作用。红茶汤色红艳明亮，情绪低沉之时最宜用。

禁忌：结石患者忌饮红茶；有贫血的、有精神衰弱失眠的人，饮红茶会使失眠症状加重；平时情绪容易激动或比较敏感、睡眠状况欠佳和身体较弱的人也不宜饮过多，因为红茶有提神作用；胃热、舌苔厚者、口臭者、易生痘者、双目赤红、上火的人及经期孕期哺乳期女性，不宜饮用红茶。

（6）性温的黑茶　黑茶（云南普洱茶、安华黑茶、广西六堡茶等）性温，能去油腻、解肉毒、降血脂，适当存放后再喝，口感和疗效更佳。黑茶五行属水，入肾经。脸黑无光泽，喉咙肿痛，食欲减退，下痢，背脚冰冷，腰痛，精力衰退者，饮此茶为好。黑茶汤色黑红艳亮，凉饮热饮皆可，亦可煮饮更妙。

禁忌：患有严重的动脉硬化、高血压病的人，在病情不稳定时不宜饮浓黑茶，因为黑茶茶叶内含有茶碱、咖啡因、可可碱等活性物质含量较高，这对已有脑动脉硬化的人是一种潜在的危险。贫血患者、低血糖患者也不能喝黑茶。

总之，不同的茶有不同的茶性，只有了解自己的体质，喝对了茶，才会对身体更有益。

5. 寒热平衡，药食同源

俗话说"药食同源"，食物除具有营养保健功效外，同药材一样，也有温阳补阴的功效。中医学认为，食物具有寒、热、温、凉四种不同的属性。其中寒与凉，热与温有其共性，只是程度上有所不同。此外，有些食物其食性平和，称为平性。寒、热、温、凉四种性质，是与疾病性质的寒热相对而言的。从历代中医食疗书籍所记载的300多种常用食物分析，平性食物居多，温、热性次之，寒、凉性居后。我们要分清食物的寒、热性，寒性体质者常可以吃热性食物，热性体质者常吃寒性食物，以保证身体的健康。

一日三餐食物的配合，不一定要一律偏热或一律偏凉，要注意合理搭配，保持食物属性的平衡，如所吃菜肴偏热性，就可食用偏凉或平性的水果。除了食物的本性以外，不同的烹调方法和烹调用料都可以不同程度地改变食物的性质，如采用炖、烤、烩、炸、烧、煨等方法，可使凉性食物变得温热；选用葱、姜、大蒜、肉桂、花椒、料酒等调料，也可改变凉性食物的性质。

6. 季节更替，进补有时

一年四季都可进补，此处所说的"补"，除滋补之意外，更是使体质趋于平和，以顺应时令。不论哪个季节的进补，都可根据季节的特点，并结合人的体质和食物、药物的性味等施行，以达到调整人体阴阳，恢复其动态平衡的目的。在不同季节里，进补的食物也要有区别。中医讲究"春夏养阳，秋冬养阴"，四季食补各有侧重，"春要促其生，夏必助其长，秋须守其收，冬务保其藏"，多食用时令蔬菜以顺应天时。一些在暖棚里生长的蔬菜，其季节性已不明显，但其食物属性基本上还是保留的。性平的食物一年四季都可食用。性温的食物除夏季适当少食用外，其它季节都可食用。性凉的食物夏季可经常食用，其它季节如要食用须配合性温的食物一起吃。性寒的食物尽量少吃，如要食用可加辣椒、花椒、生姜等性温热的食物一起吃。

7. 体质寒热不同，饮食大有区别

（1）如何区分体质寒热　有一类人经常脸色红赤，口渴舌燥，喜欢吃冷饮，易烦躁，常便秘。在喝到凉水时感到舒服，此类人大体属于偏热的体质。另一类人四肢即便在夏季也是冷的，他们面色较平常人偏白，很少感到口渴，也不喜欢接触凉的东西，此类人群大体属于偏寒体质。如何区分体质属热还是寒，比较简单的检测方法是若感到喝凉水舒服，大体属热；若感到喝热水舒服，大体属寒。

　　一般认为，偏寒体质的人产热能量低，手足较冰冷，脸色比一般人苍白，容易出汗，大便稀，小便清白，肤色淡，口淡无味，喜欢喝热饮。即使炎炎夏日，进入冷气房也会觉得不适，而一到冬天受寒冷环境影响则冷感更明显。这类体质的人易患风湿关节痛、易感寒邪，怕阴冷潮湿气候，耐夏不耐冬。此外，体质偏寒的妇女多属素体阳虚，如过食寒凉生冷，以致脏腑、血气、经络凝滞，寒从内生，影响胞宫等功能，容易发生寒证的妇科疾病，如月经后期、量少、痛经、闭经、不孕、胎萎不长、产后腹痛等。中医讲"易寒为病者，阳气素弱"，偏寒体质的人在养生方面需要注意补充阳气，饮食上宜常食温热食物，如羊肉、生姜、桂皮等。

　　偏热体质的人，产热能量增加，身体较容易有热感，常表现为脸色红赤，容易口渴舌燥，喜欢喝冷饮，易烦躁，常便秘，小便色黄赤而量少，进入冷气房就倍感舒适。这类体质的人得病多从热化，易患疮疡，耐冬不耐夏。饮食上不太适宜服用温热性质的饮食，反而适当吃一些寒凉滋润的食物，有助于维持身体之平衡，如苦瓜、苦丁茶、莲子心等。

　　（2）如何根据寒热体质进补　对于怕寒体质，应以甘平及温性之食品为主要食物，酌量搭配凉性食物，尽量避免时常单独吃生冷寒性食品。因为大部分蔬菜性多寒凉，在烹调时可加入辛温之葱、生姜及胡椒等调味品，或与鸡肉、羊肉、牛肉等温热性肉类同煮，则可减轻其寒性，避免损伤阳气。吃完冰品或寒凉食物后，可喝一碗龙眼茶、红糖水、葱姜蛋花汤、姜汤、金橘桂圆茶等温热食品，以中和之。

　　对于怕热体质，以甘平及凉性之食品为主要食物，酌量搭配温性食物。尽量避免时常单独吃燥热性食品，若不慎过食，可喝绿豆汤、薏仁汤、薄荷绿茶、芦荟汁、小麦草汁、甘蔗汁、冬瓜茶等寒凉性食物，以中和之。

　　若身上同时出现寒热夹杂的症状，属于寒热错杂的综合体质，则生冷寒性及燥热食品均不宜多食。因为过食寒性食品易伤阳气，而过食热性食品易伤阴液及助长热性。宜常吃甘平易吸收的食物，轮流或同时食用凉性及温性食物，这样不仅可同时吸收凉温食物的精华，更可相互平衡，避免单独食用而产生副作用。

8. 地域与寒热

　　地理环境对人体的影响是显而易见的。地理位置、经纬高低、气候、阳光、空气、土壤等不仅是人类赖以生存的空间，同时还是塑造人类，影响人类生理、病理和生命的重要条件。"治不法天之纪，不用地之理，则灾害至矣。"早在几千年前，《素问·阴阳应象大论》就指出了环境对人类的重要性，认为只有天时地利才能人和。研究发现，地域环境对人体的影响除了气候、环境、风俗习惯等因素外，还有当地土地资源等因素，如各种微量元素、水源、空气与饮水的污染、植被破坏等。经医学研究证实，某些地方病往往与当地土壤或水潭中某些微量元素缺乏或含量过高有关。这些都是地域环境对人体的不良影响。针对这些因素进行自身保护，就是地域性调摄养生的内容。

　　我国一些地区比较潮湿，如四川、湖南、湖北及沿海的广东、福建等。在气候寒冷、潮湿的四川和湖南，居民饮食以燥湿为主，饮食偏辣，川菜、湘菜以辣而著名；而在气候炎热的广东和福建居民的饮食则以清热利湿为主，煲汤常用薏米、扁豆、凉茶，更选用许多清热祛湿药。这种饮食习惯，就是地域性养生的具体表现。因地制宜则为顺，若变换了地域环境，仍保持原来的饮食习惯，就难免出现偏差。如部分从四川南迁广东的居民，饮食习惯一时难以改变，仍日以辣送食，日久则面生痤疮或大便不通。我国西北和东北地区，气候寒冷，空气干燥，食物以牛羊肉居多，烹调方式则多为烧、炸、烤，食物气味浓厚。肉类饮食热量较高，有助于抵御寒冷的侵袭，但同时也可能产生燥热偏盛之证，因此还应常用一些滋阴润燥之品。

上述各地饮食风味、饮食习惯，实际是不同地域的居民以饮食为手段调摄人体健康的养生方法，以期与所居住的地域环境达到和谐。因此，认识、研究不同的地域环境、气候条件与人体体质的关系，认识不同地域环境的饮食特点，注重环境与饮食和健康的关系，在养生方面有着重要意义。

9. 饮食寒热搭配注意事项

一般情况下，体热应用寒凉食物，体寒应用温热食物。性平的食物一年四季都可食用。性温的食物除夏季适当少食用外，其他季节都可食用。性凉的食物夏季可经常食用，其他季节如要食用须配合性温的食物一起吃。性寒的食物尽量少吃，如要食用可加辣椒、花椒、生姜等性温热的食物调和。

寒性体质的人不宜多吃寒凉性食物，如冰品、西瓜、柚子、柑橘、梨子、荸荠、冬瓜、苦瓜、茄子、茭白笋、海带等；热性体质的人不宜多吃温热性、辛辣刺激的食物，如油炸物、辣椒、胡椒、芥末、姜、葱、蒜、韭菜、香菜、荔枝、龙眼、榴莲、羊肉、烟、酒之类。

可根据人的体质的寒热情况而选择相反属性的食品对人体进行调理，例如寒性体质的人可以通过多食温热性的食品进行调理。我们应根据自身的实际体质情况，灵活、动态地搭配不同属性的食物，选择合理的烹调方法，利用寒热特性均衡饮食，避免饮食对健康产生负面影响。

10. 冷链食品、反季果蔬、烟酒与多种疾病

冷链食品从中医角度而言多指生冷食物。进食生冷食物过多可损伤脾胃，导致诸多疾病。过食寒凉之品，如冰激淋、冰饮料等，寒凉入里直伤脾胃之阳，脾胃实寒，经常吃冷食损伤脾阳，日久脾胃就会虚寒，可导致腹泻、消化不良、炎症性肠病、脾胃虚寒等疾病。气血得温则行，得寒则凝。过食生冷，就等于给自己的身体造就一个"冬天"，阳虚寒凝，寒凝血脉，气血凝滞，可导致诸多疾病，如肿瘤、囊肿、结节等问题。在妇科疾病方面，可体现在子宫肌瘤、宫颈囊肿、乳腺增生、痛经等疾病。

应季果蔬是在各个不同的季节中按照自然规律生长成熟的各种水果，反季果蔬则是指在温室里栽培出来的品种。反季果蔬并不是靠使用激素生长的，主要是通过大棚设施、提高室温等手段改变生长环境，从而让植物的成熟季节提前。所以，在寒冬腊月吃上以前夏天才能吃到的新鲜瓜果也不是难事。如果按照国家质量标准栽培，反季果蔬的品质和应季果蔬并没有多大区别，对身体健康并无危害。

中医学认为，肺为娇脏，喜润恶燥。长期吸烟者易滋生肺燥，热灼津液，炼液成痰，痰热阻塞气道，肺失宣降，出现痰多、口干、口淡、咳嗽等表现。吸烟者往往伴有阴虚血瘀、阴虚火旺证，可出现面色晦暗、胸闷痰多、失眠健忘等症状。

中医学认为，适量饮酒能宣通血脉，舒筋活络。李时珍《本草纲目》云："面曲之酒，少饮则和血行气，壮神御寒。"说明少量饮酒，可宣通血脉，舒筋活络，还可消冷积，御风寒，辟阴湿之邪，解鱼腥之气。《养生要集》云："酒者，能益人，亦能损人，节其分剂而饮之，宣和百脉，消邪却冷也，若升量转久，饮之失度，体气便弱，精神侵昏。"说明饮酒无度，危害不浅。"物无美恶，过则为灾。"饮酒也要掌握好度，掌握好火候，万不可超过尺

度，否则将损害身体健康。酒之为病，热中带湿，易伤脾胃。酒性既热且湿，嗜酒过度，易伤脾胃，损伤脾胃运化功能。而"脾为生痰之源""无痰不作眩"，脾胃失和，湿痰中阻，发为头痛、眩晕、恶心等症状，长期过量饮酒更会引起酒精中毒、急性胰腺炎、酒精性肝炎、肿瘤等疾病。

11. 识食物寒热温凉，会中医养生之道

《黄帝内经》有这样一段话："五谷为养，五果为助，五畜为益，五菜为充，气味合而服之，以补益精气。"意思是说日常饮食，通过粮食、果品、动物肉食、蔬菜的滋养，同时要"气""味"和合之后再来食用。如此才能补益人体的精气，达到维护生命健康，延年益寿的养生目的。因此，日常饮食不仅要注意食物的种类齐全和比例恰当，更要注意食物寒热温凉"四气"的平衡。无论食物还是药物，凡有味道者，必有特性，不是属于寒凉，就是属于温热。相对而言，自然界中，平淡无味的可食之物十分少见，水与大米淡而无味，因其无偏，故能利及万物众生。现实生活中了解食物寒热温凉，可帮助指导日常饮食，若是肢凉怕冷、神疲乏力、胃凉便稀等阳虚内寒体质的人，应该忌食寒凉食物。如是身体消瘦、大便秘结、容易上火等阴虚内热体质之人，应该忌食温热食物。

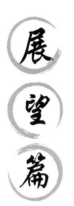

展望篇

1. 寒热与气候变化

据联合国政府间气候变化专门委员会（IPCC）报道，1901～2012 年，全球温度平均增加了 0.89℃。与全球平均增温水平相比，我国气候变暖程度更加显著，1951～2021 年，地表温度年平均升温速率为 0.26℃/10 年。气候持续变暖本质上是地球环境的寒热失衡，将导致海平面上升、冰层融化，生态环境恶化，极端天气事件的发生频率和范围增加。根据中医学"天人合一"的理念，人和自然环境是一个整体，外界环境的寒热气候变化将对人体健康和疾病发生发展产生影响。未来，亟需整合公共卫生、临床医学、基础医学、地理、工学等学科，并加强医疗机构与气象部门协作，采用大样本流行病学调查，从人群层面探索寒热气候变化与健康结局的关联；同时收集生物样本，结合动物实验，从细胞和分子层面探索寒热气候变化对疾病影响的潜在机制。基于上述研究，应开发构建基于气候寒热的疾病风险监测及早期预警系统。

2. 探索体质寒、热的基因奥秘

中医体质是人体生命过程中在先天禀赋和后天获得的基础上，所形成的形态结构、生理功能和代谢方面综合的、相对稳定的固有特质，是对某些疾病易感性及倾向性的理性概括，是疾病发生发展的内在因素，是寒热病证形成的一般规律。近代研究已证实，寒热体质在机体温度感知、伴随行为、体内相关指标等变化的差异，是造成寒热体质或寒热证候存在不同外在表征的基础。此外，基因组学的研究报道，寒热体质不同的大鼠之间乙酰胆碱酯酶、H^+ATP 酶、胰岛素表达和硫氧还蛋白还原酶基因表达存在差异。虚寒证患者与同家系中的健康人比较，与能量代谢相关的差异表达基因达 15 个。目前相关研究表明，中医寒热体质可能是基因组和蛋白组的整体反应，但仍需进一步探讨。

3. 搭建"寒热辨证"与"现代疾病"的理论桥梁

随着时代的发展，人类疾病谱在日益变化，研究疾病相关寒热理论的科学意义并阐明其本质已提高到现代科学的层次，进一步对提高辨证施治水平和开拓新药发挥临床实践指导作用，使中医学术思想和理论得到发扬。如何建立中医寒热辨证与现代疾病（如糖尿病、代谢综合征等）的理论桥梁，仍需探讨和研究。仝小林院士提出的"态靶辨证"和 20 世纪发展起来的"微观辨证"与"辨证微观化"可为此提供一定的理论借鉴。"态"即中医理论指导下的人体所处的或寒或热、或虚或实的状态，"靶"是对疾病或临床症状或理化指标、影像学检查等具有特殊效应或特点作用靶点的靶方靶药。例如临床诊疗慢性胃炎时，不仅仅可以依靠传统的四诊资料进行寒热辨证，还可以通过胃镜下胃黏膜表现辅助辨证（黏膜充血水肿者多为热证，黏膜红白相间，以白为主，伴有明显血管或黏膜皱襞消失者多为寒证），这就是"微观辨证"。在治疗时若有幽门螺杆菌感染且辨证为湿热证，此时应选用土荆芥、黄连、头花蓼等中药，在清热化湿调"态"的同时，这些药物所含成分还能抗幽门螺杆菌，又起到了打"靶"的作用。

4. 寒热辨证标准化，研究指标客观化

目前临床中寒热辨证多以患者自述症状及医者诊察舌脉为依据，但存在主观性强、辨证标准和疾病寒热分型缺乏统一性等问题。此外，关于寒热证本质及现代科学内涵的研究还不够深入，存在指标单一、混乱等问题。因此，有必要加强学科交叉融合，

规范寒热辨证标准，通过西医学的指标和方法来多方位、多靶点研究寒热证本质，如整合代谢组学、基因组学、蛋白质组学等；开发客观化检测方法与技术，如多探头体表温度测试、汗出速率检测、经络原穴伏安特性、基于舌象和面色的机器学习识别、脉诊仪器等。

5. 不同脏腑寒热辨证物质基础

目前，在寒热辨证物质基础与神经系统关系研究中发现，不同脏腑的寒证和热证均分别可见尿儿茶酚胺（catecholamine，CA）的减少和增多，例如肾和脾胃的虚寒证时尿 CA 均减少，肺、肝、脾、胃等脏腑实热证时尿 CA 均明显增多。然而，不同脏腑寒热证其物质基础是否存在差异仍然未知。

目前，西医学已经发现了一部分能够特异性反映不同器官功能和疾病的诊断指标。例如，心衰时脑钠肽（BNP）和 N 末端 B 型利钠肽原（NT-proBNP）会升高，肾功能不全时尿素氮、血肌酐会升高，肝功能异常时谷丙转氨酶、谷草转氨酶会升高。基于这种思路，未来研究可以进一步探索是否存在某些特异性物质分别对应着不同脏腑的寒热证，或者能够帮助辨别寒热虚实及变化，是需要进一步研究的方向。在临床研究方面，采集临床数据（以脏腑寒热为核心的中医证候要素及生物样本），筛选构建诊断预测指标；在基础研究方面，制备科学有效的脏腑寒热动物模型，联合多组学挖掘背后的分子和信号通路。

6. 依托现代技术，赋予寒热新的科学内涵

系统生物学概念于 1999 年由美国科学院院士 Leroy Hood 提出，是指对一个生物系统中所有组成成分（基因、mRNA、蛋白

质、代谢物等）的构成及其在特定条件下这些组分之间的相互关系的研究。这与中医学理论最具特色的"整体观""恒动观""辨证观"等思路不谋而合。有学者提出，对于中医寒热证候本质研究，要克服实验方法与技术的局限性，把中医药学传统理论与现代生命科学的新理论和新技术结合起来，引入系统生物学的思维和方法，综合利用中医学、分子生物学、生物信息学、计算机科学等方法，从"整体观"出发研究八纲辨证中寒热两证的科学内涵，找到寒证与热证形成和变化的客观物质基础，为寒热辨证提供客观的证据和参考指标。

具体而言，整合基因组学、空间转录组学、蛋白组学、代谢组学、影像组学、单细胞测序等生物学技术，在临床生物样本和动物实验中全面、系统、深入挖掘与寒热有关的病理生理机制；开发基于压力式传感器、光电传感器、传声器及时频域联合分析法等技术的多源、多信号、多功能的集成式脉诊仪将有望为寒热提供客观化、定量化的脉诊证据；利用光学技术、图像采集与识别技术及深度学习技术将有望为寒热提供客观化、定量化的面诊和舌诊证据；此外，最近以 ChatGPT 为代表的人工智能一经问世就引起社会各界的广泛关注。未来，这种基于人机交互问答、脑机接口等技术的发展，将有望围绕中医诊疗场景，模拟真实世界的中医问诊过程，为寒热辨证提供基于问诊信息的决策模型。

7. 以中医理论，辨西药药性

体质分寒热，药性分四气，用中医的用药方法来使用西药，就必须辨清西药的药性，根据患者所患的疾病进行辨证论治。如青霉素为苦寒药，凡使用青霉素过敏者多为虚寒证者，而皮试阴性及用药后不过敏者多属实热证型，说明青霉素宜用于实热证者。在用于心血管疾病治疗的药物中，钙拮抗剂硝苯地平（心痛定）

属于热性药，同类的尼群地平、尼莫地平作用较缓和，为温性药，而 β 受体阻滞剂美托洛尔则属凉性药，同类的普萘洛尔为寒性药。结合西药的寒热温凉等药性与患者的不同体质表现，辨证施药，趋利避害，方可取得安全有效的药物治疗效果。

主要参考文献

［1］梁月华.寒、热证本质研究回顾及展望［J］.中国中西医结合杂志，2019，39（4）：397-404.

［2］钱文娟，林丽丽，汪受传，等.代谢组学在中医寒、热证型实质研究中的应用进展［J］.世界科学技术——中医药现代化，2018，20（8）：1322-1328.

［3］王艳艳，孙雪，裴晓蕾，等.中药寒热药性与线粒体能量代谢关系研究［J］.中医药信息，2013，30（4）：48-50.

［4］张红，刘晓燕，韩修林，等.热力学在中医药研究中的应用进展.时珍国医国药，2010（4）：966-968.

［5］吴宏伟.基于代谢组学的姜黄、郁金寒热药性差异研究［D］.北京中国中医科学院，2011.

［6］黎晓敏，贾仁勇，王健，等.中药不同药性与无机元素关系的研究［J］.中国中药杂志，1997，22（8）：55-57.

［7］衡先培，杨柳清，翁苓，等.不同证型老年糖尿病病势和甲状腺功能研究［J］.光明中医，2005，20（1）：11-14.

［8］蓝健姿，严晓华，张雪梅，等.肾虚证型慢性肾小球肾炎与血清总T3、T4含量关系的探讨［J］.福建中医药，2001，32（3）：34-35.

［9］李秀惠，胡建华，张可，等.中西医结合治疗51例重型SARS临床疗效观察［J］.中国中西医结合急救杂志，2003（5）259-261.

［10］张振宇，黄衍松，李伟冰，等.慢性乙型肝炎中医证型与患者细胞免疫功能关系研究［J］.中西医结合肝病杂志,2018,28(1):8-10.

［11］吴元胜，范瑞强，陈达灿，等.不同证型系统性红斑狼疮患者外周血基因表达谱差异初探［J］.广州中医药大学学报,2004(4):241-246.

［12］王坡，李合国．李合国教授辨治口臭经验总结［J］．中国当代医药，2019，26（30）：126-128．

［13］夏克春，曾永蕾，郝皖蓉．从"阳化气，阴成形"来探讨恶性肿瘤的形成机制［J］．世界中西医结合杂志，2015，10（4）：573-574．

［14］谢丹枫，周泽豪，陈紫莹，等．湿热证与肿瘤发生发展相关性研究进展［J］．环球中医药，2019，12（12）：1949-1954．

［15］韩欣璞，许博文，李杰．基于"寒气生浊"探讨胃癌微环境的微观辨治［J］．中医杂志，2022，63（12）：1135-1138．

［16］王定寅，唐娥．"热证可灸"的理论基础及临床应用［J］．河南中医，2019，39（10）：1478-1481．

［17］张庆萍，杨骏，黄学勇．论"灸误"［J］．中医文献杂志，1999（1）：17-18．

［18］高学敏，中药学［M］．北京：中国中医药出版社，2007．

［19］邹世昌．也谈西药也有"寒热温凉"等药性［J］．中国中西医结合杂志，1999（2）：42．

［20］赵学思．浅谈藿佩在宠物临床上的运用［J］．中国动物保健，2015，17（10）：73．

［21］陈广坤，佟琳，陈雪梅，等．半夏泻心汤"寒热错杂"误解［J］．时珍国医国药，2019，30（11）：2708-2709．

［22］周铁成，郑巧，张培彤．热证诊断标准研究概述［J］．中医杂志，2015，56（15）：1339-1343．

［23］柳俊辉，李文强，黄燕琼，等．胃实寒证、胃虚寒证模型大鼠胃组织病理切片的比较研究［J］．广州中医药大学学报，2015，32（2）：313-316+386-387．

［24］本刊编辑部．甲型H1N1流感中医诊治思路［J］．中医杂志，

2010，51（1）：20-22.

［25］童光东，夏章，王宇新，等.深圳市258例新型冠状病毒肺炎患者临床特征及新型冠状病毒肺炎疫名属性的思考[J].中医杂志，2020，61（19）：1661-1665.

［26］仝小林，李修洋，赵林华，等.从"寒湿疫"角度探讨新型冠状病毒肺炎的中医药防治策略[J].中医杂志，2020，61（6）：465-470+553.

［27］中国医药教育协会.安宫牛黄丸临床应用专家共识[J].中国中西医结合杂志，2022，42（8）：933-946.

［28］方邦江，于学忠，郭力恒，等.安宫牛黄丸急重症临床应用专家共识[J].中国急救医学，2019，39（8）：726-730.

［29］蔡明德.试析《素问·上古天真论》中之人体生命阶段论[J].云南中医学院学报，1982（3）：13-15.

［30］谷杰法.火毒演义[M].北京：中医古籍出版社，2015.